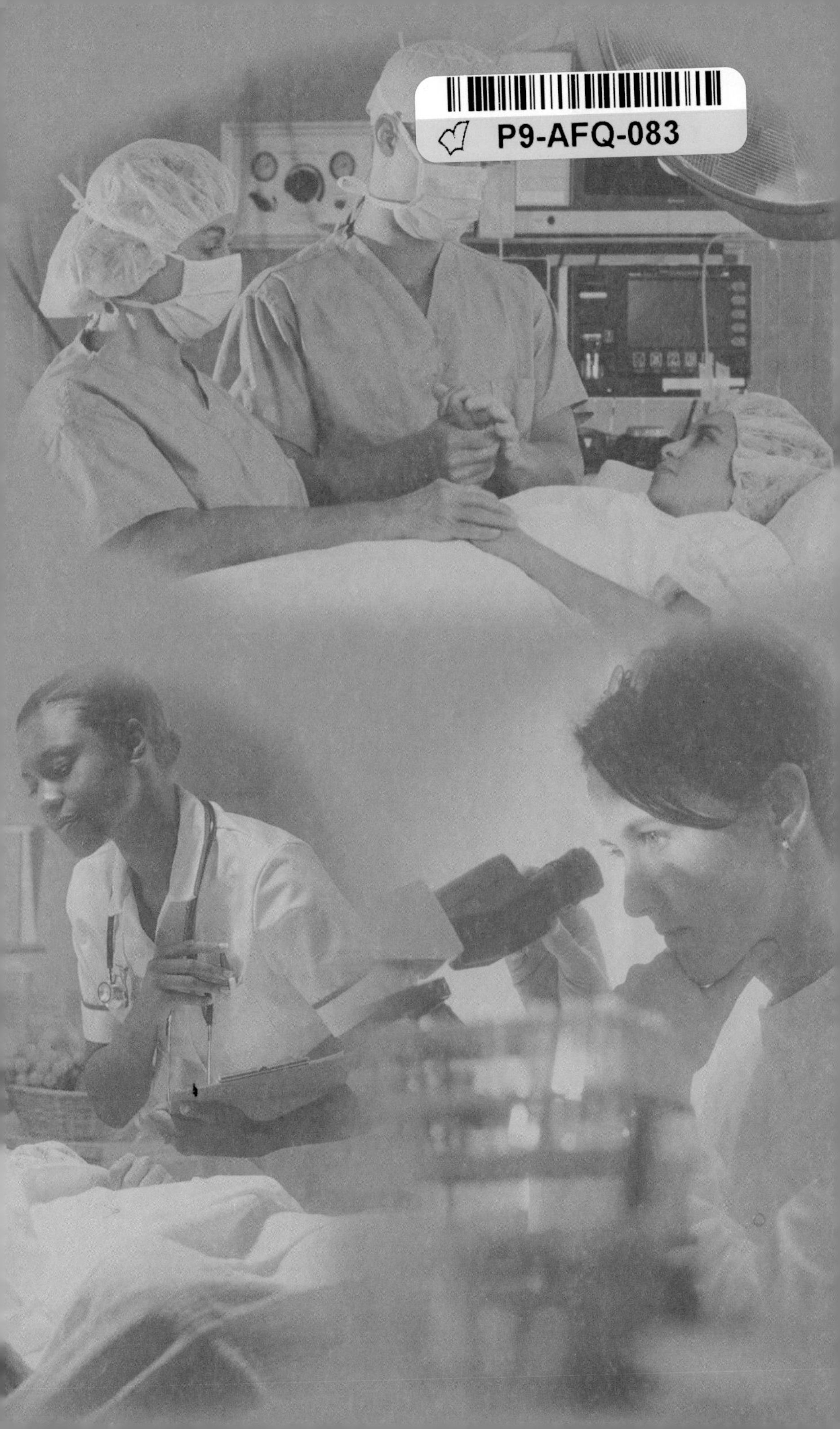

LA DEMENCIA

LA DEMENCIA

ANDRÉS PÉREZ MELERO

Advertencia:

Los consejos, tratamientos, e información que aparecen en este libro no deben en ningún caso sustituir a los de un médico. Ante cualquier problema relacionado con su salud, acuda a un profesional cualificado en busca de ayuda. Los editores, así como el autor, no aceptan ningún tipo de responsabilidad civil ni penal, así como cualquier tipo de reclamación presentada por persona o institución alguna, como resultado del uso o mal uso de este libro, que pudiera ocasionar daños y/o perjuicios.

Copyright © EDIMAT LIBROS, S. A.
C/ Primavera, 35
Polígono Industrial El Malvar
28500 Arganda del Rey
MADRID-ESPAÑA

ISBN: 84-9764-382-8
Depósito legal: M-13361-2003

Título: Demencia
Autor: Andrés Pérez Melero
Coordinador de la colección: Pedro Gargantilla Madera
Ilustraciones: David Lucas
Impreso en: COFAS

IMPRESO EN ESPAÑA – *PRINTED IN SPAIN*

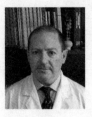

Andrés Pérez Melero es profesor Titular de la Universidad Complutense. Imparte enseñanzas de Geriatría en la Escuela Universitaria de Enfermería, Fisioterapia y Podología. Autor de otros libros sobres temas geriátricos. Ha dirigido cursos sobre Geriatría y Demencias en la Fundación General de la Universidad Complutense y también ha participado en la docencia de estudios de postgrado en Geriatría organizados por otras universidades.

ÍNDICE

CIEN PREGUNTAS SOBRE
LA DEMENCIA

¿QUÉ ES LA DEMENCIA?

El término «demencia» comprende un conjunto de síntomas y signos que se aplican a determinados estados mentales patológicos y trastornos del comportamiento del ser humano en estado de alerta. Se originan por la alteración de unas estructuras cerebrales concretas, por daño en las células nerviosas o por disfunción de los neurotransmisores, moléculas encargadas de transmitir los impulsos y la información entre neuronas.

Las demencias presentan múltiples facetas clínicas, es decir, tienen muchas formas de manifestarse, aunque todas determinan, con el tiempo, el deterioro mental y social del individuo que las padece. Este deterioro no es necesariamente difuso o global pero con frecuencia es multifocal y afecta a múltiples áreas de las funciones intelectuales.

Un rasgo común a todas las demencias es la aparición de los síntomas característicos del deterioro cognitivo en personas que no tenían previamente alteración de las funciones mentales. El deterioro intelectual implica una afectación de las capacidades funcionales del sujeto, suficiente para interferir sus actividades familiares, laborales y sociales. Los criterios diagnósticos de demencia más utilizados son los del DSM-IV (Manual Diagnóstico y Estadístico de las Enfermedades Mentales, en su cuarta revisión), promovido por la Asociación Norteamericana de Psiquiatría, y la CIE-10 (Décima revisión de la Clasificación Internacional de Enfermedades Mentales y de la Conducta), de la organización mundial de la salud, 1993.

Por su parte, la Sociedad Española de Neurología establece unos criterios que perfilan más las características de los criterios anteriores.

RECUERDE

- La demencia es un síndrome (conjunto de síntomas y signos).
- Estos síntomas (los que presenta el individuo) y signos (las alteraciones que detecta el profesional sanitario) siempre están relacionados con las funciones mentales.
- La demencia es algo que se adquiere, no con lo que se nace.

CRITERIOS GENERALES DE DEMENCIA (CIE-10) (Resumidos)

1. Deterioro de memoria:
   - Alteración para registrar, almacenar y recuperar información nueva.
   - Pérdida de contenidos a mnésicos relativos a la familia o al pasado.

2. Deterioro del pensamiento y del razonamiento:
   - Demencia es más que dismnesia (alteración de la memoria).
   - Reducción en el flujo de ideas.
   - Deterioro en el proceso de almacenar información.
   - Dificultad para prestar atención a más de un estímulo a la vez (conversación pluripersonal)
   - Dificultad para cambiar el foco de atención.

3. Interferencia en la actividad cotidiana.

4. Conciencia clara. Posibilidad de superposición delirio/demencia.

5. Síntomas presentes al menos durante seis meses.

1 y 2 demostrados por exploración psicopatológica y testimoniados por informante.

CRITERIOS DIAGNÓSTICOS DE DEMENCIA del DSM-IV (resumidos)

A. Desarrollo de déficit cognoscitivos múltiples que se manifiestan por:
  1. Alteración de la memoria (alteración de la capacidad de aprender nueva información o recordar información previamente aprendida).
  2. Una o más que las siguientes alteraciones cognoscitivas:
     a. Afasia (imposibilidad para el lenguaje).
     b. Apraxia (imposibilidad para la realización de gestos).
     c. Agnosia (imposibilidad para el reconocimiento de información sensorial).
     d. Alteración de la función ejecutiva (incapacidad para el pensamiento abstracto y para planificar, iniciar, secuenciar, monitorizar y detener un comportamiento complejo).

B. Los efectos cognoscitivos de los criterios A1 y A2 han de ser suficientemente graves para provocar un deterioro significativo de la actividad social o laboral.

Estas alteraciones representan un déficit respecto a un nivel previo de función cognitiva.

CRITERIOS DE LA SOCIEDAD ESPAÑOLA DE NEUROLOGÍA PARA EL DIAGNÓSTICO DE LA DEMENCIA

I. Alteración de al menos dos de las siguientes áreas cognitivas:
   a. Atención/concentración.
   b. Lenguaje.
   c. Gnosias.
   d. Memoria.
   e. Praxias.
   f. Funciones visuo-espaciales.
   g. Funciones ejecutivas.
   h. Conducta.

II. Estas alteraciones deben ser:
   a. Adquiridas, con deterioro de las capacidades previas del paciente comprobado a través de un informador fiable o mediante evaluaciones sucesivas.
   b. Objetivas en la exploración neuropsicológica.
   c. Persistentes durante semanas o meses y constatadas en el paciente con nivel de conciencia normal.

III. Estas alteraciones son de intensidad suficiente como para interferir en las actividades habituales del sujeto, incluyendo las ocupacionales y sociales.

IV. Las alteraciones cursan sin trastorno del nivel de conciencia hasta fases terminales, aunque pueden ocurrir perturbaciones transitorias intercurrentes.

Se aconseja:
Verificar el deterioro cognitivo mediante un informador fiable.
Sustentar el diagnóstico de demencia en una evaluación en neuropsicológica longitudinal, realizada mediante tests estandarizados para la edad y nivel educativo.

¿CUÁL ES EL ORIGEN DEL TÉRMINO?

A lo largo de la historia el término demencia se ha utilizado con distinto significado según los diversos autores y épocas.

Demencia y demente son palabras que derivan del latín (*dementia, demens*) y significan literalmente fuera de la mente de uno, locura.

Aparecen en las obras de escritores romanos como Tito Lucrecio (*De rerum naturae*) y Marco Tulio Cicerón (*De senectute*).

En la época romana demencia se aplicaba a cualquier estado de deterioro cognitivo y conducta anormal o incomprensible. Para designar estas alteraciones mentales se utilizaban también otros términos equivalentes a los nuestros actuales, imbecilidad, idiotez o estupidez.

Según un estudio de John F. Vannoy y James A. Green, la primera indicación sobre una deficiencia mental senil se encuentra en la ley de Solón, escrita en Grecia hacia el año 500 antes de Cristo.

La primera vez que el término demencia aparece en un texto médico fue en las obras de Aulo Aurelio Cornelio Celso, en su obra de Medicina en la Roma del siglo I de nuestra era. Posteriormente, Areteo de Capadocia (s. I.) habla de demencia senil, como una variedad de la demencia asociada al envejecimiento.

Otros autores de siglos posteriores como Oribasio (s. IV), describe alteraciones cerebrales en los dementes, como la atrofia, e intenta explicar el origen de la demencia diferenciándolo del envejecimiento. En general, el concepto grecorromano de demencia incluía un conjunto heterogéneo de enfermedades reconocidas siglos después bajo el epígrafe genérico de demencia senil, en el que se englobaban desde infecciones del sistema nervioso a trastornos depresivos, enfermedades vasculares cerebrales o deficiencia de vitaminas.

En el siglo VII, Pablo de Aegina pretende distinguir el deterioro cognitivo característico de la demencia de las alteraciones mentales presentes en las personas con retraso mental desde el nacimiento.

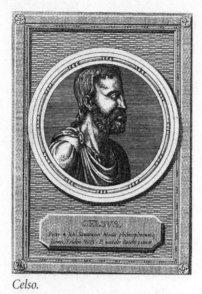
Celso.

Los médicos musulmanes, durante la Edad Media, tuvieron términos y conceptos similares a los médicos grecorromanos tanto sobre la naturaleza del envejecimiento cerebral como sobre la demencia. Durante el Renacimiento son constantes las referencias al deterioro mental y al carácter melancólico que acompaña al envejecimiento.

Siglos mas tarde, en el *Oxford English Dictionary*, de 1644, figuraba el uso adjetivado de «demente» y en 1726, en el *Blancard Physical Dictionary* aparece por primera vez el término demencia en lengua vernácula y lo define como «deficiencia mental extrema, sin mente o extinción de la imaginación y el juicio». Por su parte, en el diccionario español-francés, de Sobrino se definía la demencia como locura, extravagancia, extravío y alineación del espíritu.

La connotación médica del término «demente» aparece en 1754 en la *Enciclopedia Francesa* de Diderot y D'Alembert. En esta obra hay una definición médica y legal de demencia que se distingue de la «manía» y del «delirio». Se acepta que puede ser reversible en algunos casos, la posibilidad de presentación a cualquier edad y su origen variable.

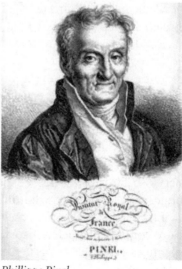
Phillippe Pinel.

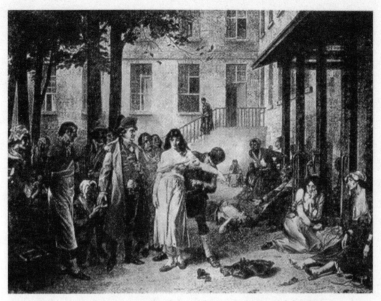

Pinel libera a los enfermos mentales de las cadenas en el Hospital de Bicêtre.

Philippe Pinel, psiquiatra francés que liberó a los enfermos mentales (incluidos los que habían perdido las capacidades intelectuales) de las cadenas que los sujetaban en los hospitales parisinos de Bicêtre y la Salpêtrière, a finales del siglo XVIII, usó el término «demencia» para designar una de las cinco enfermedades mentales que determinaban la alteración del pensamiento.

Un discípulo de Pinel, Jean Etienne Dominique Esquirol clasifica la demencia en tres tipos: aguda, crónica y senil, desde una perspectiva puramente descriptiva (de las manifestaciones clínicas).

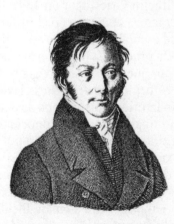

Jean Étienne Dominique Esquirol.

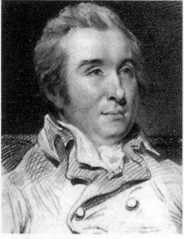

Matthew Baillie.

Matthew Baillie, coetáneo de Esquirol, describe en 1822 las alteraciones cerebrales en las personas que padecían la parálisis general progresiva, una manifestación tardía de la sífilis. Este hecho hace cambiar el concepto de demencia. A partir de entonces se considera la demencia como el resultado de una enfermedad orgánica del cerebro. William Cullen fue el primer patólogo en establecer, ya en 1776, el concepto de que el origen de todas las enfermedades era el sistema nervioso, clasificándose en cuatro grupos, uno de los cuales estaba encabezado por las neurosis (enfermedades nerviosas) entre las cuales se incluía la demencia senil como entidad médica bajo el nombre de «amenita senilis». Así, en 1793, Cullen fue el primero en reconocer la demencia senil como una entidad médica independiente.

Años más tarde, en el tratado de Psiquiatría escrito por Wilhelm Griesinger en 1845, se incluía una clasificación de demencia apática bajo el título general de «Estados de debilidad mental». Dentro de éstas, figuraba la demencia senil que se creía producida por enfermedad de las arterias cerebrales, concepto que permaneció vigente durante decenios.

A principios del siglo XX la demencia senil, la demencia arterosclerótica y otros tipos de demencia como la enfermedad de Huntington eran bien conocidas. Quedaban otros tipos de deterioro cognitivo, producido por la parálisis general progresiva, tóxicos (como alcohol o plomo), traumatismo craneoencefálico, la demencia precoz, etc. que no estaban bien clasificados y sobre los que existía una cierta imprecisión clínica.

Un psiquiatra alemán, Bleuler, estableció las características de la denominada entonces «demencia precoz» y que hoy conocemos como «esquizofrenia».

A partir de entonces la esquizofrenia dejó de formar parte del grupo de las demencias.

En el primer cuarto del siglo XX se describen otros tipos de demencia, conocidos por el nombre de sus descubridores: enfermedad de Alzheimer, enfermedad de Pick, enfermedad de Creutzfeldt y Jacob.

Pese a estos descubrimientos el estudio de las demencias en la primera mitad del siglo XX estuvo

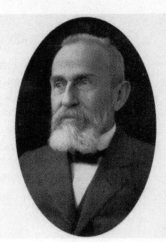

Eugen Bleuler.

muy descuidado: no interesaba ni a neurólogos ni a psiquiatras y los diversos tratados de psiquiatría, neurología o patología médica ocupaban escasas páginas.

A partir de 1955, y tras los trabajos de Martín Roth sobre ancianos con deterioro cognitivo en los que demuestra que la demencia senil podía ser semejante a la llamada entonces «demencia presenil de Alzheimer», y señala en otros trabajos la correlación entre lesiones cerebrales e intensidad de la demencia, se incrementa espectacularmente el interés por el estudio de las demencias y hoy son miles las publicaciones anuales sobre estas enfermedades.

RECUERDE

* Han dicho sobre las demencias:
  * Esquirol: «El demente es un hombre que se ve privado de las facultades que anteriormente disfrutó, es un hombre rico que pasa a ser pobre. Sin embargo, el retrasado mental ha vivido sin un céntimo y en la miseria mental toda su vida».
  * Griesinger: «Todas las enfermedades mentales son enfermedades cerebrales».

¿HAY MUCHOS CASOS DE DEMENCIA?

Se ha calculado que la prevalencia (frecuencia de todos los casos de una enfermedad en el momento en que se estudia una población) de las demencias degenerativas primarias y las vasculares (que representan el 80 por 100 de todas las demencias) se duplica cada 4-5 años, a partir de los 65 años de edad.

La tasa de prevalencia (número de personas que padecen demencia por cien mil habitantes) aumenta con la edad. Así, entre 60-64 años la prevalencia es de 1,6 por 100 de casos en hombres, y de 0,5 por 100 en mujeres. Entre 95-99 años la prevalencia asciende a 31,6 por 100 en hombres y 36 por 100 en mujeres.

En España, la prevalencia de demencias varía según los distintos estudios efectuados y oscila entre el 5,2 y el 14,9 por 100 para la población mayor de 64 años.

En las siguientes tablas se muestra la prevalencia estimada de demencias en Europa, según el estudio EURODEM, efectuado en la década de 1980 y la prevalencia de demencias moderadas-graves.

PREVALENCIA ESTIMADA A PARTIR DE 12 ESTUDIOS EUROPEOS (1980-1990. Hofman y cols., 1991)

	PREVALENCIA	
Grupos de Edad	Hombres	Mujeres
60-64	1,6	0,5
65-69	2,2	1,1
70-74	4,6	3,9
75-79	5,0	6,7
80-84	12,1	13,5
85-89	18,5	22,8
90-94	31,1	32,2
95-99	31,6	36,0

DIFERENCIAS ENTRE LA PREVALENCIA OBSERVADA PARA LAS DEMENCIAS MODERADAS-GRAVES EN EL ESTUDIO DE GIRONA-1, LA COMUNICADA POR EL GRUPO EURODEM Y LA ESTABLECIDA A PARTIR DEL MODELO TEÓRICO DE JORM

Grupos de Edad	Modelo de Jorm	EURODEM	Demencias moderadas/graves en Girona-1
65-69	1,4	1,4	—
70-74	2,8	4,1	2,2
75-79	5,6	5,7	6,2
80-84	10,5	13,0	10,0
85-89	20,8	21,6	25,0

En líneas generales, se constata en los diversos estudios, que existe un aumento del número de demencias en relación con la edad. Esto supondría que, en términos absolutos, en nuestro país podrían existir más de 700.000 personas con algún tipo de demencia, en las distintas fases de evolución de la enfermedad.

La mayoría de estas personas son cuidadas por su propia familia. Se ha calculado que el coste de la atención sanitaria de una persona con demencia avanzada podría alcanzar unos 18.000 euros anuales.

RECUERDE

- La proporción de personas con demencia aumenta con la edad.
- La proporción de personas con demencia se duplica cada 4 o 5 años.
- A los 90 años aproximadamente un tercio de las personas presenta algún tipo de demencia.

¿CUÁNTOS TIPOS DE DEMENCIA EXISTEN?

Las demencias se han clasificado de diversas formas para estudiarlas mejor.

Una de estas formas es: demencia presenil y demencia senil. Antiguamente se creía que eran enfermedades distintas. Hoy esta clasificación solo sirve para indicar si una demencia, del tipo que sea, aparece en la juventud o madurez (presenil) o en la ancianidad. También se pueden clasificar en: demencia reversible y demencia irreversible. En general las demencias tienen un curso irreversible, es decir, no se curan, excepto algunas de origen metabólico (hipotiroidismo) o carencial (déficit de vitamina B_{12} y ácido fólico) o por alteración en la producción o reabsorción del líquido cefalorraquídeo (hidrocefalia a presión normal) que pueden curarse.

Otras clasificaciones son topográficas, es decir, hacen referencia a las zonas del cerebro que están afectadas, por ejemplo corteza cerebral, región subcortical (por debajo de la corteza cerebral, en la sustancia blanca), región frontal, regiones parietotemporales, etc.

En la siguiente tabla figuran posibles causas de demencia. Con un asterisco figuran los tipos más frecuentes.

ENFERMEDADES QUE CURSAN CON DEMENCIA

Degenerativa

- Enfermedad de Alzheimer *.
- Enfermedad con cuerpos de Lewy *.
- Enfermedad de Parkinson *.
- Complejo de Guam: Demencia-ELA-parkinsonismo.
- Parálisis supranuclear progresiva.
- Enfermedad de neurona motora.
- Demencia no-Alzheimer frontal *.
- Enfermedad de Huntington *.
- Esclerosis múltiple.
- Enfermedad de Hallervorden-Spatz.
- Enfermedad de Kufs.
- Enfermedad de Wilson.
- Leucodistrofia metacromática.
- Degeneración talámica idiopática.
- Calcificación idiopática de ganglios basales.

Vascular

- Demencia multiinfarto *.
- Estado lacunar *.
- Enfermedad de Biswanger *.
- Angiopatía amiloidótica familiar.
- Poliarteritis nodosa.

Postencefalopatías

- Demencia pugilística *.
- Postraumática *.
- Postanoxia *.
- Monóxido de carbono.
- Hemorragia subaracnoidea.

ENFERMEDADES QUE CURSAN CON DEMENCIA

Infecciosa

- Complejo demencia-Sida *.
- Enfermedad de Creutzfeldt-Jakob *.
- Encefalitis herpes simple.
- Meningitis bacteriana o fúngica.
- Neurosífilis *.
- Leucoencefalopatía multifocal progresiva.

Tóxica

- Demencia relacionada con el alcohol *.
- Envenenamiento con metales pesados (plomo, manganeso, mercurio).
- Solventes orgánicos.

Procesos expansivos

- Hematoma subdural crónico *.
- Tumor intracraneal primario o metastásico *.

Metabólica ó endocrina

- Hipotiroidismo.
- Deficiencia en vitamina B_{12}.
- Deficiencia en folato.

Otras causas

- Hidrocefalia a presión normal *.
- Epilepsia.
- Enfermedad de Whipple.
- Síndrome de Behçet.
- Lupus eritematoso sistémico.
- Sarcoidosis cerebral.

RECUERDE

• Las demencias más frecuentes son las producidas por:
  · Enfermedad de Alzheimer.
  · Enfermedad por cuerpos de Lewy.
  · Enfermedades vasculares del sistema nervioso central.

¿A QUÉ EDAD APARECE UNA DEMENCIA?

Una demencia puede aparecer a cualquier edad, si bien es más probable que ocurra cuanto mayor es el individuo. Se calcula que, a partir de los 90 años, una de cada tres personas padece de algún tipo de demencia.

Se han comunicado demencias tipo Alzheimer, de carácter familiar y hereditario, en personas con cuarenta años, aunque estos casos son excepcionales.

Las demencias más frecuentes son las producidas por la enfermedad de Alzheimer, enfermedad por cuerpos de Lewy, y Demencia Vascular. Estos tres tipos suponen aproximadamente el 80 por 100 de todas las demencias.

Dentro de la enfermedad de Alzheimer el tipo más frecuente es el esporádico (es decir, no hereditario), y de comienzo tardío (a partir de los 65 años).

La presencia de una demencia en un individuo supone un acortamiento de la esperanza de vida. Algunos estudios epidemiológicos, efectuados hacia 1950, han calculado una supervivencia de 6,8 años para pacientes con enfermedad de Alzheimer y enfermedad de Pick de inicio presenil desde que son diagnosticados. La supervivencia esperada para personas sanas de igual edad es de 21,5 años.

La supervivencia para los pacientes con cualquier tipo de demencia de comienzo tardío es de 5,1 años frente a una supervivencia de 9,6 años de la población general.

Estudios epidemiológicos más recientes estiman una supervivencia –desde el diagnóstico de la enfermedad– de 8,1 años para la enfermedad de Alzheimer de comienzo tardío, y de 6,7 años para la demencia vascular. Este aumento de la esperanza de vida puede deberse tanto al diagnóstico mas temprano de la enfermedad, como a la mejora de los cuidados y de la atención sanitaria.

RECUERDE

- El 80 por 100 de todas las demencias está producido por la enfermedad de Alzheimer, la enfermedad por cuerpos de Lewy y la demencias vasculares.
- Las demencias acortan la esperanza de vida de las personas en períodos de 4 a 5 años.
- El aumento de la esperanza de vida en las personas con demencia se debe al diagnóstico más temprano de la enfermedad y a la mejora de los cuidados y de la atención sanitaria.

¿LA DEMENCIA ES LO MISMO QUE EL RETRASO MENTAL?

Con el retraso mental se engloban una serie de enfermedades congénitas (enfermedades genéticas –como el síndrome de Down–, metabólicas, etc.) o adquiridas (encefalopatía perinatal, infecciones del sistema nervioso, traumatismo craneoencefálico, etc.) que cursan con alteraciones del desarrollo del sistema nervioso y con mayor o menor grado de alteraciones cognitivas (dificultades para el lenguaje, la escritura, la coordinación psicomotora, la memoria, etc.).

La demencia supone siempre un descenso de las funciones mentales desde un nivel previo alcanzado. Demencia y retraso mental, por tanto, no son términos equiparables.

RECUERDE

- Retraso mental: no se alcanza nunca un nivel cognitivo normal.
- Demencia: del nivel cognitivo alcanzado por un individuo, se pierden funciones intelectuales.

CUANDO A UNA PERSONA MAYOR SE LE OLVIDAN LAS COSAS, ¿ES QUE TIENE UNA DEMENCIA?

Las demencias se caracterizan, entre otras cosas, por perdida de memoria. Primero se olvidan acontecimientos recientes y, con el tiempo, acontecimientos y recuerdos lejanos. Con el envejecimiento se producen también alteraciones de la memoria.

La diferencia entre un fenómeno y otro estriba en que el curso de la demencia es progresivo, es decir, el deterioro de la misma es mayor según pasa el tiempo y, además, se asocia a otras alteraciones intelectuales también progresivas (desorientación, alteraciones del juicio, del lenguaje, etc.). La alteración de la memoria que se produce con los años permanece mas o menos estable.

Estas alteraciones se denominan «declinar cognitivo asociado a la edad» (DECAE) y «alteración de la memoria asociada a la edad» (AMAE). Para establecer si una persona presenta DECAE tiene que cumplir una serie de criterios que, resumidos, son los siguientes:

- Demostración del deterioro cognitivo afirmado por el enfermo o por el informante (habitualmente el cuidador o familiar que acompaña al enfermo).
- El inicio del deterioro es gradual y debe tener una duración mínima de 6 meses.
- Trastorno de memoria, aprendizaje, atención, concentración o del pensamiento (abstracción, solución de problemas) o del lenguaje (comprensión, encuentro de palabras) o de la función visoespacial.
- Disminución de puntuaciones en las escales utilizadas para valorar el estado mental.

● Exclusión de cualquier otro trastorno mental que pueda originar trastorno de la memoria.

● Los síntomas corresponden a un déficit cognitivo leve.

● Es preciso realizar un seguimiento cada 3-6 meses para comprobar si mejora, se estabiliza o evoluciona a una demencia.

● El paciente presenta problemas para realizar tareas complejas que previamente desarrollaba sin dificultad.

AMAE (alteración de la memoria asociada a la edad) corresponde a personas mayores de 50 años con quejas de perdidas aisladas de la memoria pero con puntuaciones normales en las escalas de valoración del estado mental. Corresponde a un déficit cognitivo muy leve. El seguimiento clínico cada 6 meses no muestra empeoramiento de los efectos de la memoria ni interferencia en las actividades de la vida diaria.

RECUERDE

● Demencia: deterioro de la memoria progresivo. Empeora con el tiempo. Se asocia a otras alteraciones mentales. Pruebas neuropsicológicas alteradas.

● DECAE: deterioro de las funciones cognitivas asociado a la edad. Permanece estable. Pruebas neuropsicológicas poco alteradas.

● AMAE: alteración de la memoria asociada a la edad. Pruebas neuropsicológicas normales.

¿EXISTEN FACTORES QUE PREDISPONGAN A PADECER UNA DEMENCIA?

Los diferentes tipos de demencia se ven afectados por una serie de circunstancias que se denominan factores de riesgo.

Entre estos factores de riesgo figuran: edad, sexo, raza, diferencias geográficas, herencia, alteraciones genéticas, enfermedades previas, tóxicos y factores sociales.

● *Edad:* es el factor de riesgo que se correlaciona mas con la demencia. El riesgo de padecer enfermedad de Alzheimer se duplica cada 4-5 años y de presentar demencia vascular se dobla cada 5,3 años.

● *Sexo*: la demencia vascular predomina en los hombres porque presentan mas enfermedades cardiovasculares que las mujeres.

● *Raza*: Tanto la enfermedad de Alzheimer como la demencia vascular son mas frecuentes en individuos de raza negra que en blancos en relación con la mayor presencia de enfermedades cardiovasculares y alteraciones cerebrales. No se conoce definitivamente el origen de estas diferencias.

● *Ámbito geográfico*: la demencia vascular es más frecuente en Japón y China, y la enfermedad de Alzheimer tiene una prevalencia mayor en Norteamérica, Europa y Australia. Tampoco se conocen con exactitud el origen de estas diferencias geográficas.

● *Herencia*: existen factores hereditarios tanto en la demencia vascular como en la enfermedad de Alzheimer, en esta última mucho más conocidos.

● *Alteraciones genéticas*: existen mutaciones en diversos cromosomas que dan lugar a los distintos tipos de enfermedad de Alzheimer. También se han descrito alteraciones genéticas en algunos tipos de demencia vascular. Otra enfermedad que cursa con demencia es, por ejemplo, la enfermedad de Huntington, que tienen un origen genético y posee carácter hereditario.

● *Tóxicos*: la exposición a metales pesados se asocia con la aparición de demencia.

● *Factores sociales*: la pertenencia a clases sociales desfavorecidas se asocia a mayor riesgo de demencia vascular pero no a enfermedad de Alzheimer. El nivel educativo bajo se asocia con mayor riesgo para presentar enfermedad de Alzheimer.

¿ PUEDE CONFUNDIRSE UNA DEMENCIA CON OTRAS ENFERMEDADES?

Los síntomas de demencia pueden confundirse con otros problemas psiquiátricos como depresión, delirio, neurosis, trastornos de la personalidad y psicosis.

El termino «pseudodemencia» se propuso para señalar que algunos síntomas de enfermedades mentales pueden ser similares a los de una demencia. En la actualidad «pseudodemencia» es prácticamente sinónimo de síntomas iniciales depresivos.

Para diferenciar si una persona padece una depresión o una demencia hay que valorar los siguientes aspectos:

- Depresión como síntoma inicial de demencia.
- Depresión con síntomas asociados de deterioro cognitivo.
- Demencia clara con síntomas depresivos secundarios.

Otra entidad que hay que distinguir de la demencia es el delirio. El delirio es un trastorno mental orgánico de inicio agudo y se caracteriza por un deterioro global de las funciones cognitivas, una disminución del nivel de conciencia, alteraciones de

CAUSAS DE PSEUDODEMENCIA		
Enfermedades psiquiátricas*	Delirio*	Otras causas*
Trastornos depresivos*	Intoxicaciones*	Trastorno facticio
Esquizofrenia crónica	Fármacos (supresión)*	Retraso mental
Parafrenia tardía	Enfermedades sistémicas*	Escaso nivel escolar Trastorno de la personalidad Deprivación sensorial
* Las más frecuentes en la práctica		

la atención, aumento o disminución de la actividad psicomotora y una alteración del ciclo vigilia-sueño (están despiertos por la noche y dormidos durante el día).

Otras causas se expresan en la tabla anterior.

¿QUÉ SÍNTOMAS NOS PUEDEN HACER SOSPECHAR QUE UN FAMILIAR TIENE UNA DEMENCIA?

En la tabla siguiente se expone una serie de síntomas que indican un deterioro cognitivo. Si se detectan en un familiar es preciso acudir al medico para que confirme o excluya la existencia de una demencia o de otra enfermedad orgánica o mental.

SÍNTOMAS Y/O SIGNOS DE SOSPECHA DE DETERIORO COGNITIVO (Alzheimer's Association)

1. Pérdidas de memoria que afectan las capacidades en el trabajo (citas, nombres, números de teléfono, etc.).

2. Dificultades en realizar tareas familiares (preparación de comidas, manejo de dinero, teléfono, control de medicamentos, etc.).

3. Problemas de lenguaje (olvidos y sustitución de palabras).

4. Desorientación en tiempo y lugar (olvido de fecha, perderse).

5. Pobreza de juicio (vestidos inapropiados, conductas anómalas, etc.).

6. Problemas de pensamiento abstracto (olvido del significado del dinero, problemas en evaluar semejanzas, en interpretar refranes, etc.).

7. Perder cosas importantes o ponerlas en lugares inadecuados (plancha en la nevera, etc.).

8. Cambios en el humor y la conducta (cambios frecuentes e inesperados en el estado de animo).

9. Cambios de personalidad (cambio reciente: suspicacia, temor, etc.).

10. Pérdida de iniciativa (pasividad y necesidad de estímulos constantes).

¿EN QUÉ CONSISTE LA ENFERMEDAD DE ALZHEIMER?

La enfermedad de Alzheimer es un proceso degenerativo del sistema nervioso originado por diversas causas (genéticas, metabólicas y quizá ambientales) que se caracteriza, desde el punto de vista histológico, por presentar atrofia cerebral, más acusada en los lóbulos frontal y temporal. Microscópicamente se observan pérdida de neuronas y disminución de la sustancia blanca así como el depósito de una proteína llamada amiloide entre las neuronas, formando acúmulos que se denominan «placas seniles». También se encuentran alteraciones en el interior de las neuronas, estas alteraciones reciben el nombre de «ovillos neurofibrilares» o «degeneración neurofibrilar». Las placas seniles presentan formas redondeadas y miden entre 100 y 200 μm de diámetro.

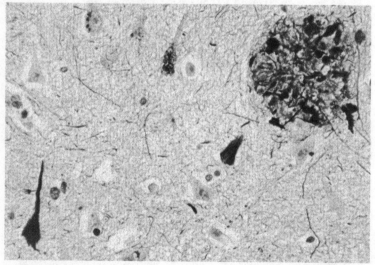

Placa senil.

Corresponden a terminaciones de las neuronas degeneradas y a depósitos de sustancia amiloide, que es componente fundamental de las placas.

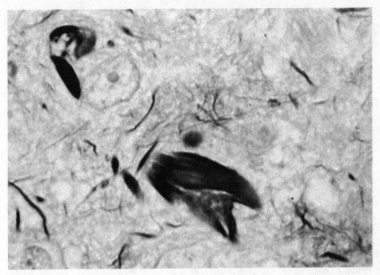

Degeneración neurofibrilar con ovillos intraneuronales.

El amiloide está formado por fibrillas que se disponen de forma desordenada. Se compone de una proteína llamada Beta-A4, que procede a su vez de una proteína de mayor tamaño llamada «proteína precursora del amiloide». Esta proteína en su ciclo metabólico normal no produce acumulación de amiloide, pero, si se rompe y da lugar a la formación del segmento beta-A4, rápidamente produce fibrillas que se unen entre sí y se depositan en el cerebro.

La degeneración neurofibrilar se caracteriza por una acumulación de fibrillas en el interior de las neuronas piramidales, en forma de haces o en forma de ovillos.

Las fibrillas se componen de una proteína llamada «tau» que es un componente normal de las distintas proteínas que forman el armazón de las neuronas. Estas fibrillas se forman a partir de un proceso metabólico anormal por el cual moléculas de fósforo se unen a la proteína tau y dan lugar a polímeros o agregados de proteínas situadas en el interior de las células. Se cree que es el fenómeno más importante para el desarrollo de la enfermedad de Alzheimer.

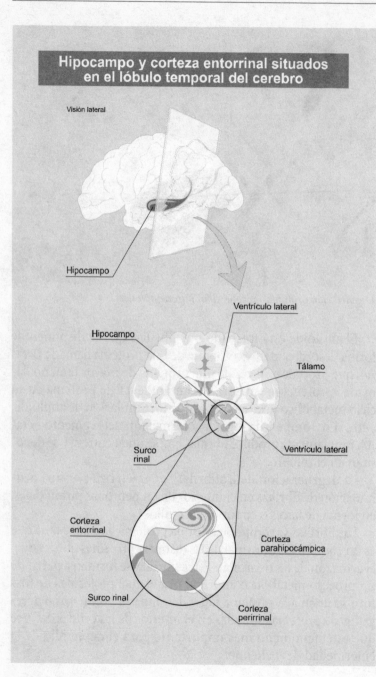

Hipocampo y corteza entorrinal situados en el lóbulo temporal del cerebro

Visión lateral

Hipocampo

Ventrículo lateral

Hipocampo

Tálamo

Surco rinal

Ventrículo lateral

Corteza entorrinal

Corteza parahipocámpica

Surco rinal

Corteza perirrinal

La pérdida de neuronas , los depósitos de amiloide y la degeneración neurofibrilar se producen inicialmente en unas regiones del cerebro llamadas hipocampo y corteza entorrinal (Fig. 9) y luego se extienden a otras zonas del cerebro, fundamentalmente a la corteza cerebral.

La degeneración neurofibrilar se observa sobre todo en el hipocampo, corteza entorrinal y corteza cerebral (capas III y IV), y las placas seniles se encuentran en toda la corteza cerebral y en el hipocampo.

Estas alteraciones del tejido cerebral dan lugar a trastornos bioquímicos, con disminución de los neurotransmisores cerebrales. La consecuencia de ello son las alteraciones de la función cerebral que darán lugar a una demencia.

La enfermedad de Alzheimer es la demencia más frecuente.

Entre formas puras y asociadas a otros tipos de demencia, especialmente la demencia vascular, representan más del 75 por 100 de todas las demencias.

RECUERDE

- La enfermedad de Alzheimer es un proceso degenerativo del sistema nervioso central.
- Se produce por factores genéticos bioquímicos y ambientales.
- Se caracteriza clínicamente por un cuadro de demencia.
- Muestra unos rasgos histológicos peculiares: atrofia cerebral, placas seniles y degeneración neurofibrilar.

¿QUIÉN ERA ALZHEIMER?

Alois Alzheimer fue un neuropatólogo alemán. Nació el 14 de junio de 1864 en un pueblecito de Baviera llamado Markbreit-am-Main. Segundo hijo de un funcionario de Luis II de Baviera, el rey

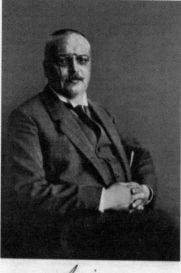

Alois Alzheimer.

loco. Fue a la escuela primaria en Würzburg y después realizó la educación secundaria en el Königliche Humanistische Gymnasium de Aschaffenburg. Obtuvo el diploma de bachillerato en 1883. Seguidamente estudió Medicina en las universidades de Berlín, Tübingen y Würzburg. En esta última realizó el doctorado en medicina en 1887 con una tesis sobre el «Estudio histológico de las glándulas de cerumen de la oreja».

Desde diciembre de 1883 fue asistente en la Städische Irrenansalt de Francfurt. La dirección de este asilo municipal para enfermos mentales fue encomendada a Emil Sioli para aplicar en él las nuevas ideas terapéuticas psiquiátricas. En este asilo conocerá Alzheimer a otro neuropatólogo, Franz Nissl, al que unirá una gran amistad.

En abril de 1894, Alzheimer se casó con Cecilie Geisenheimer, una viuda, de soltera Wallenstein. Frank Nissl fue·testigo de boda. Cecilie dará a Alzheimer tres hijos antes de morir prematuramente en 1901.

En octubre de 1903, Alzheimer acompaña a Kraepelin –neuropsiquiatra alemán, padre de la psiquiatría moderna– a la Universidad de Múnich como asistente científico.

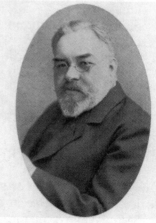

Franz Nissl.

Un año más tarde consiguió un puesto como profesor en esta universidad mediante una tesis titulada «Estudios histológicos sobre el diagnóstico diferencial de la parálisis progresiva». En los años siguientes editó –junto con Nissl– libros sobre histología y anatomía patológica del sistema nervioso y desempeñó diferentes cargos docentes y administrativos hasta que en 1904 dirigirá el laboratorio de neuropatología del Real Hospital Psiquiátrico de Múnich. Emil Kraepelin, catedrático de Psiquiatría desde 1903, era el director de la Clínica Psiquiátrica y un precursor de la psiquiatría biológica. Kraepelin invitó a su departamento a figuras tan relevantes como Spielmeyer, Alzheimer, Nissl y Brodman. En este laboratorio, Alzheimer formará a numerosos alumnos entre los que se encontraban Jakob, Creutzfeldt y Lewy, quienes describirán, con el tiempo, alteraciones histológicas relacionadas con distintas formas de demencia.

En 1912 Walter Spielmeyer sucederá a Alzheimer como director del laboratorio de anatomía patológica.

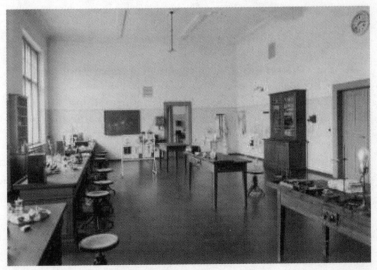

Laboratorio de Alois Alzheimer en Múnich.

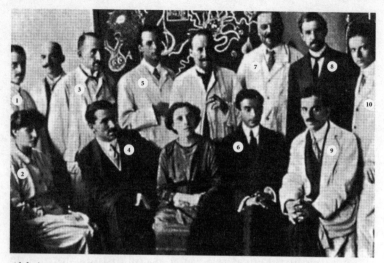

Alzheimer y sus discípulos: 1. F. Lotmar; 2. Frau Gronbach; 3. St. Rosenthal; 4. Ugo Cerletti; 5. Allers; 6. Francesco Bonfiglio; 7. Alois Alzheimer; 8. El español Nicolás Achúcarro; 9. Gaetano Perusini; 10. Friedrich Heinrich Lewy.

RECUERDE

- Alois Alzheimer era un neuropsiquiatra y anatomopatólogo alemán.
- Fue colaborador del eminente psiquiatra Emil Kraepelin.
- Fue director del laboratorio de neuropatología de la universidad de Múnich y catedrático de psiquiatría de la universidad de Breslau.

¿CÓMO DESCUBRIÓ LA ENFERMEDAD?

El 4 de noviembre de 1906, Alzheimer, que contaba entonces con 42 años, presenta en la 37ª reunión de los Alienistas del Sudoeste de Alemania, celebrada en Tubinga, el caso de una mujer de 51 años, *frau* Auguste D., a la que había tratado en el asilo de Francfort y de la cual había realizado el estudio histológico del cerebro después de su fallecimiento.

Frau Auguste D. fue admitida el 25 de noviembre de 1901 en el Irrenansalt de Francfort. Allí fue examinada por Alzheimer por presentar un cuadro clínico que incluía comprensión reducida, alteraciones de la memoria, trastorno del lenguaje, desorientación en tiempo y espacio, conducta impredecible, delirio paranoide con ideas de perjuicio y celotipia, alucinaciones auditivas y una pronunciada alteración psicosocial.

El 1903, Alzheimer dejó Francfort y, después de una corta estancia en Heildelberg, fue llamado a la real clínica psiquiátrica de Múnich. Desde allí continuó el seguimiento del caso Auguste D. hasta su muerte, ocurrida el 8 de abril de 1906, después de la cual procedió al estudio neuropatológico de su cerebro.

La historia clínica de Auguste D. había desaparecido desde 1909, año en que Perusini había realizado una revisión de la descripción histológica de su cerebro. Fue de nuevo encontrada el 21 de diciembre de 1995 en el departamento de psiquiatría y psicoterapia de la universidad Johann Wolfgang Goethe de Francfurt. Incluía informes clínicos, autógrafos de Auguste D., notas manuscritas de Alzheimer y cuatro fotografías. La última anotación en la historia clínica, fechada el 8 de abril de 1906, decía: durante la mañana, existus letalis; causa de la muerte: septicemia debida a decúbito; diagnóstico anatómico: moderada hidrocefalia (externa e interna), atrofia cerebral, arteroesclerosis de los vasos cerebrales de pequeño tamaño; neumonía de ambos lóbulos inferiores. Nefritis.

La descripción del cerebro de Auguste D. realizada por Alzheimer demostraba una atrofia uniforme y unos depósitos que denominó «acúmulos miliares» y creyó que eran debidos a la presencia de una sustancia extraña en su centro. La naturaleza «amiloide», es decir que se tiñe como el almidón, fue sospechada por otro neuropatólogo, Bielschowsky, en 1911 y demostrada en 1927 por el belga Divry.

Alzheimer también observó una alteración de las neuro-fibrillas no descrita hasta entonces y que hoy conocemos como degeneración neurofibrilar.

En marzo de 1907 apareció en la revista *Allgemeine Zeitschrift für Psychiatrie und Psychisch-Gerichtliche Medizin* un artículo firmado por Alzheimer titulado «Sobre una enfermedad particular de la corteza cerebral».

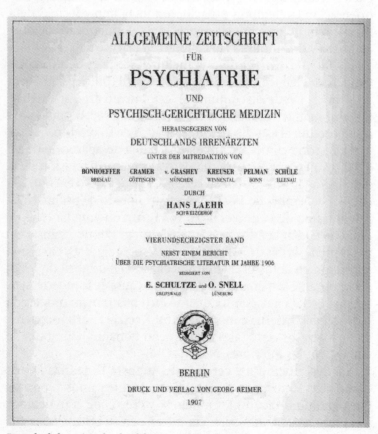

Portada de la revista donde Alzheimer publicó el caso de Auguste D.

Paralelamente, Fisher, de Praga, publicó en 1907 una detallada descripción de los cambios histopatológicos en las demencias y Francesco Bonfiglio, discípulo de Alzheimer, informó en 1908 de un paciente de 60 años con síntomas clínicos y alteraciones histopatológicas similares a los de Auguste D.

Gaetano Perusini, otro de los discípulos italianos de Alzheimer, publicó en 1909 un artículo titulado «Sobre los hallazgos clínicos e histológicos de algunas enfermedades psiquiátricas de los ancianos». En este artículo, que incluía cuatro casos, Auguste D. fue investigada de nuevo con respecto a sus síntomas y a los hallazgos histopatológicos. Perusini refirió la historia de Auguste D. y presentó detallados hallazgos histopatológicos con seis ilustraciones que mostraban placas amiloides y ovillos neurofibrilares. Perusini presentó la primera síntesis anatomoclínica de la enfermedad, es decir, la correlación entre los síntomas de demencia y las lesiones cerebrales. Insistió en el carácter presenil de la enfermedad y la consideró como prototipo de las demencias preseniles. En este mismo año Kraepelin propone, en la 8ª edición de su *Tratado de Psiquiatría*, denominar «enfermedad de Alzheimer» a los casos descritos por su colaborador y sus discípulos italianos.

En 1911 Teofil Simchowicz, también discípulo de Alzheimer desde 1907, crea el término «placa senil» para designar los «acúmulos miliares» descritos inicialmente por Alzheimer. El término placa senil traduce la propia incertidumbre de Alzheimer de considerar exclusivamente «presenil» la enfermedad que lleva su nombre a pesar de la autoridad moral de su maestro Kraepelin. Sinchowicz describe también en 1913, (unos meses antes que el español Gonzalo Rodríguez Lafora) la tercera alteración histológica de la enfermedad de Alzheimer: la degeneración granulovacuolar de las neuronas del hipocampo, ya advertida por el propio Alzheimer.

En 1912 Alzheimer abandona el laboratorio muniqués para ir a la Clínica Neuropsiquiatríca de la Universidad de Breslau, donde había obtenido la cátedra de Psiquiatría fundada en 1867. En Breslau sucederá a otros prestigiosos neuropsiquiatras como Wernicke y Bonhoeffer.

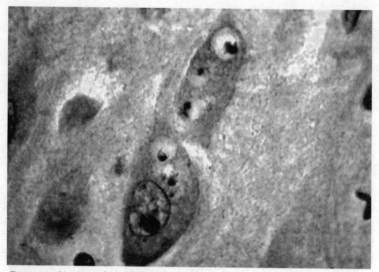

Degeneración granulovacuolar.

Tres años más tarde, el 19 de diciembre de 1915, a la edad de 51 años, fallecerá como consecuencia de una endocarditis reumática y una insuficiencia renal por glomerulonefritis, en la entonces ciudad de la Baja Silesia Breslau, hoy Wroclaw, anexionada por Prusia desde 1742.

Desde 1906, año en que Alzheimer demostró la presencia de lesiones cerebrales características, se han producido numerosos descubrimientos en relación con la enfermedad. De forma resumida y siguiendo un criterio cronológico se pueden señalar los que siguen:

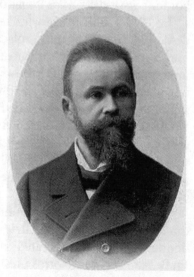

Carl Wernicke.

1927: Divry muestra que las placas cerebrales de la enfermedad pueden ser coloreadas por el Rojo Congo, como ciertas sustancias amiláceas –que contienen almidón. De ahí el nombre de placas amiloides.

1963: Kidd demuestra que la degeneración neurofibrilar esta constituida al microscopio electrónico por los filamentos característicos: los llamados filamentos helicoidales pareados.

1967: Sir Martin Roth demuestra que el declive en la puntuación de tests mentales durante los años de vida se correlaciona con la presencia de placas seniles y ovillos neurofibrilares del cerebro estudiado post-mortem.

1970: Tomlinson caracteriza la neuropatología en una gran serie de pacientes fallecidos con demencia senil. Aproximadamente el 50 por 100 muestra placas y ovillos, el 20 por 100 muestra multiinfartos y el resto manifiesta otros patrones histológicos alterados.

1976: Varios grupos de científicos demuestran el descenso de enzimas colinérgicos en la corteza cerebral de enfermos con demencia tipo Alzheimer.

1981: Whitehouse demuestra pérdida de neuronas colinérgicas en la región basal del lóbulo frontal en la enfermedad de Alzheimer.

1982: Bartus formula la hipótesis colinérgica de la alteración de la memoria en personas mayores.

1983: Masters y Beyreuther identifican y secuencian el amiloide de cerebros de pacientes con enfermedad de Alzheimer y síndrome de Down.

1984: Comienzo de la historia molecular: Glenner, Wong y colaboradores demuestran que el constituyente principal de la sustancia amiloide es un péptido llamado Abeta (amiloide beta).

1985: Crowther y Wischik describen la estructura de los filamentos helicoidales pareados de los ovillos neurofibrilares. Brion y colaboradores demuestran la presencia mayor de proteínas tau en los filamentos helicoidales pareados.

1986: Iqbal y colaboradores descubren la fosforilación anormal de la proteína tau.

1987: Kang y colaboradores secuencian el precursor de la proteína amiloide. El péptido Abeta proviene de un fragmento mas grande, la proteína APP. Robakis y colaboradores muestran que el gen que codifica APP se encuentra en el cromosoma 21.

1988: Goedert y colaboradores clonan y secuencian tau.

1989: Las proteínas tau patológicas son los marcadores de la degeneración neurofibrilar. (Flament y colaboradores).

1991: Hardy y colaboradores demuestran que las mutaciones en el de APP son directamente responsables de las formas familiares precoces de la enfermedad de Alzheimer. En este mismo año se demuestra que las proteínas tau son marcadores diferenciales de las enfermedades neurodegenerativas con patología tau, llamadas desde 1998, taupatías.

1994: La presencia del alelo épsilon-4 del gen de APOE incrementa el riesgo de de desarrollar enfermedad de Alzheimer de comienzo tardío.

1996: Mutaciones en el gen de la presenilina, situada en el cromosoma 14, son directamente responsables de formas familiares precoces de enfermedad de Alzheimer (St. Georges Hyslop y colaboradores) Mutaciones en cromosoma 1 (presemilina [2])

1997: Elaboración de criterios correctos para el diagnóstico neuropatológico (Informe de consenso NIA, Association Ronald Reagan).

1999: Varios laboratorios demuestran que la presenilina es una gamma-secretasa. Es la enzima que corta (directa o indirectamente) el péptido A-beta de la proteína APP, en posición gamma. En este año se descubre también otra enzima, beta-secretasa, llamada BACE.

1999: Schenk y colaboradores muestran que la vacunación (inyección subcutánea del péptido A.beta sintético) hace desaparecer las placas amiloides de ratones transgénicos.

2001: Primeros ensayos terapéuticos de la vacuna.

RECUERDE

- El primer caso documentado de lo que hoy conocemos como enfermedad de Alzheimer fue una mujer de 51 años llamada Auguste D. que presentaba alteraciones de memoria, juicio y comportamiento.
- Su cerebro mostraba unas alteraciones características.
- La primera comunicación de la enfermedad data de 1906 y el primer artículo científico sobre la misma se publicó en 1907.
- El epónimo es de 1910 y figura en la 8ª edición del *Tratado de Psiquiatría* de Emil Kraepelin.
- Desde 1907 hasta la actualidad se han producido numerosos descubrimientos que intentan explicar las características de las alteraciones histológicas y de las causas de la enfermedad.

¿QUÉ FACTORES SE RELACIONAN CON LA APARICIÓN DE LA ENFERMEDAD DE ALZHEIMER?

- En primer lugar los factores genéticos: las mutaciones del gen que codifica la proteína precursora del amiloide, situado en el cromosoma 21; las mutaciones de otros dos genes, que codifican las proteínas presenilina 1 y presenilina 2, situados respectivamente en los cromosomas 14 y 1.
- Tener la variante E4 del gen de la Apolipoproteína E (ApoE) incrementa la probabilidad individual de desarrollar una enfermedad de Alzheimer de comienzo tardío.
- Tener un familiar de primer grado afectado por enfermedad de Alzheimer aumenta 3,5 veces el riesgo de padecer la enfermedad.
- Edad: La enfermedad de Alzheimer de comienzo tardío es edad-dependiente. La prevalencia (nº de casos por 100.000 habitantes) se duplica cada 5 años a partir de los 65 años.
- Edad concepcional materna avanzada.

• Si una mujer da a luz a partir de los 40 años el riesgo relativo de que sus hijos padezcan enfermedad de Alzheimer se multiplica por 1,7.

• Haber padecido traumatismos craneoencefálicos con pérdida de conciencia aumenta el riesgo 1,8 veces en sujetos portadores de la variante E4 del gen de APOE.

• Padecer enfermedades como Parkinson, depresión, hipotiroidismo, también aumenta el riesgo de padecer enfermedad de Alzheimer pero en menor grado que los factores anteriores.

¿ES HEREDITARIA LA ENFERMEDAD DE ALZHEIMER?

Hay casos en que se ha encontrado agregación familiar, es decir, varios miembros de una familia han presentado una demencia tipo Alzheimer.

De acuerdo con la edad de aparición y la presencia o no de componente familiar se admiten cuatro patrones:

• Inicio tardío (más de 65 años) sin agregación familiar. Es la forma esporádica tardía. Es el tipo más frecuente.

• Inicio tardío y agregación familiar. Es la forma familiar tardía. Es una forma bastante frecuente.

• Inicio precoz sin agregación familiar. Es la forma precoz esporádica. Poco frecuente.

• Inicio precoz con agregación familiar. Es la forma precoz familiar. Muy rara.

Los 2 patrones iniciales suponen el 98 por 100 de todos los casos de enfermedad de Alzheimer.

¿QUÉ CAUSA LA ENFERMEDAD DE ALZHEIMER Y CÓMO SE PRODUCE?

Aunque no se conoce con exactitud como se inicia la enfermedad ya se conocen varios factores implicados en el desarrollo de la misma. Existen factores genéticos y ambientales que dan lugar a los fenómenos característicos de la enfermedad: la formación de placas seniles, la degeneración neurofibrilar y la degeneración granulovacuolar, esta última menos conocida.

Existe una base genética ligada a mutaciones confirmadas en los cromosomas 1, 14, 19 y 21. Se cree que puedan estar implicadas otras mutaciones en otros cromosomas (por ejemplo el cromosoma 10) aunque no están plenamente confirmadas.

En el cromosoma 21 se encuentra un gen que codifica la formación de una proteína llamada APP (proteína precursora del amiloide). Ésta es una proteína de gran tamaño que se sitúa en la membrana celular. Las mutaciones en el cromosoma 21, en el gen que codifica la formación de APP, son suficientes para causar un tipo de enfermedad de Alzheimer de comienzo precoz y hereditario. Algunas mutaciones incrementan la producción de amiloide.

Otras mutaciones en los genes de dos proteínas llamadas presenilina 1 y presenilina 2, situados en los cromosomas 14 y 1, también producen otras variantes de la enfermedad de Alzheimer de comienzo precoz y hereditarias. La función normal de las presenilinas permanece aun no claramente definida, aunque recientes hallazgos sugieren que la interacción de las presenilinas y APP en el cuerpo neuronal puede ser fundamental para la organización del tráfico de las vesículas que contienen neurotransmisores.

La presencia del alelo (variante genética) e-4 del gen que codifica APOE (apolipoproteína E, relacionada con el transporte de lípidos) se relaciona con el tipo de enfermedad de Alzheimer de comienzo tardío y aparición esporádica, es decir no hereditaria.

Como consecuencia de estas mutaciones se produce el fenómeno del depósito de la proteína amiloide en el cerebro formando las placas seniles.

Las placas seniles son muy numerosas en la corteza cerebral en la enfermedad de Alzheimer aunque se han encontrado también en el síndrome de Down y en el curso del envejecimiento normal, sin demencia.

Al microscopio óptico las placas seniles aparecen como masas esféricas, de 5 a 100 micrometros de diámetro, constituidas por un depósito de sustancia amiloide más o menos denso que se colorea con sustancias como el Rojo Congo y la tioflavina. Con tioflavina se las puede identificar tanto en la corteza cerebral como en los núcleos basales subcorticales y en la pared de algunos vasos sanguíneos corticales y meníngeos.

Al microscopio electrónico la sustancia amiloide está formada por fascículos de filamentos rectos de 6 a 9 nanómetros. Estos filamentos se sitúan entre las células del tejido nervioso.

La sustancia amiloide está formada por un péptido de 42 aminoácidos en configuración beta, es decir, forma tridimensionalmente una lámina plegada. Esta estructura le confiere propiedades físico-químicas particulares como el aspecto compacto y la resistencia a la proteolisis (degradación por la acción de enzimas).

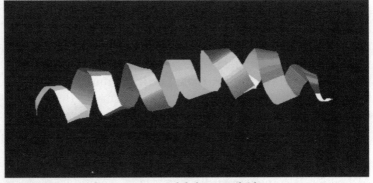

Lámina Beta; configuración espacial de beta-amiloide.

APP consta de 770 aminoácidos. En el gen que codifica la síntesis de APP se han encontrado varias mutaciones que dan lugar la formación del péptido Ab. APP se encuentra situada en las membranas de las células, con una parte extracelular y otra intracelular. Es una proteína ubicua que se encuentra en todos los tipos celulares de todas las especies. Tiene diversas regiones funcionales y posee actividades neutróficas potenciales y interacciona con el sistema colinérgico.

APP se escinde por la acción de tres enzimas: alfa-secretasa, beta-secretasa (también llamada BACE, tipos 1 y 2) y g-secre-

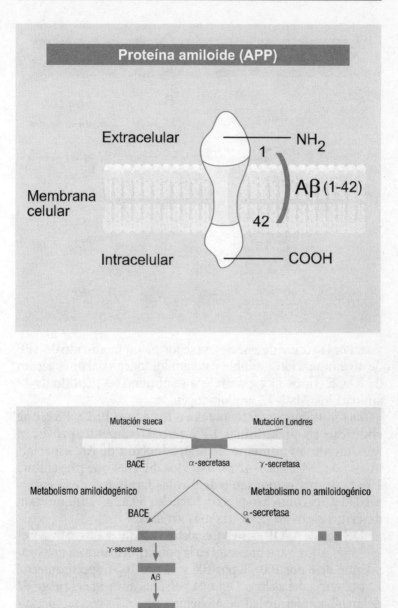

Esquema de los lugares de corte de APP y vía postulada para la formación de placas.

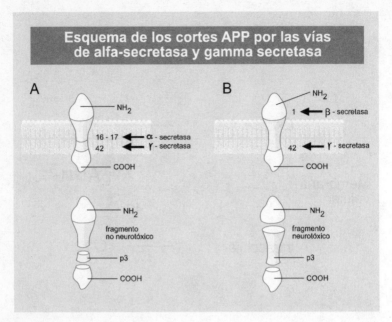

Esquema de los cortes APP por las vías de alfa-secretasa y gamma secretasa

tasa. Por la acción de a-secretasa se forma un fragmento de APP de 40 aminoácidos, soluble y no amiloidogénico. Por la acción de BACE (tipos 1) y g-secretasa se obtiene un péptido de 42 amioácidos, Ab-1-42, amiloiodogénico.

Las mutaciones detectadas en los genes PS1 y PS2, que codifican las presenilinas 1 y 2 respectivamente, provocan igualmente un aumento de la producción de Ab, especialmente de la forma 1-42 amioácidos. Se cree que presenilina 1 es la propia responsable de formas familiares de la enfermedad y del comienzo precoz, hacia los 50 años, aunque están descritos casos en personas más jóvenes.

Del gen de APOE existen tres alelos (variantes alternativas): e-2, e-3 y e-4 que están presentes en la población blanca en una proporción de 8 por 100, 78 por 100 y 14 por 100 respectivamente. La presencia del alelo e-4 en una persona, aumenta el riesgo de desarrollar enfermedad de Alzheimer de 5 a 15 veces, especialmente si proviene tanto del padre como de la madre (e-4/e-4).

El factor genético de riesgo ligado a APOE está presente en ambos sexos, todas las razas y grupos étnicos y todas las edades.

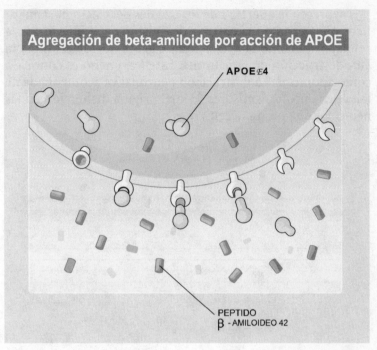

Agregación de beta-amiloide por acción de APOE

APOE ε4

PEPTIDO
β - AMILOIDEO 42

El grado de riesgo viene determinado por diversos factores y combinaciones de alelos. En el caso señalado (e-4/e-4) el 95 por 100 de las personas que lo posean desarrollarán enfermedad de Alzheimer hacia los 80 años de edad. APOE favorece la agregación y depósito del péptido amiloide.

Por otra parte, el gen CYP64, que codifica una proteína que ayuda al cerebro a eliminar el exceso de colesterol, se cree que también desempeña un papel importante en la formación de los depósitos de amiloide, de forma análoga a como lo hace APOE. Parecer ser que los portadores de este gen tienen un riesgo 10 veces mayor de desarrollar la enfermedad que aquellas personas que no lo tienen.

Una vez formada la placa amiloide interactúa con receptores de la membrana postsináptica y genera radicales libres de oxígeno. Estos radicales producen daños en la mebrana postsináptica, alterando su función.

Favorecen la apertura de los canales del calcio postsinápticos que permiten la entrada del mismo en el interior de la célula, originando la activación de genes que determinan la autodestrucción de la neurona. Este fenómeno es conocido como apoptosis. La destrucción neuronal va acompañada de falta de neurotransmisores, la cual origina disfunción en las neuronas que permanecen vivas.

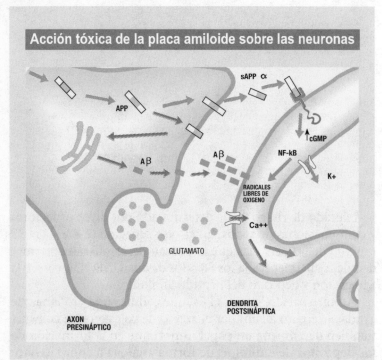

Acción tóxica de la placa amiloide sobre las neuronas

Por otra parte, la deposición amiloide origina una respuesta inmune del organismo frente a esa proteína. Se realiza a través de la secreción de una sustancia llamada interleucina y a través de la activación de unas células del sistema nervioso llamadas micloglía. Este proceso inflamatorio va a agravar la situación, originando más radicales libres y contribuyendo a la disfunción neuronal.

El otro fenómeno característico de la enfermedad de Alzheimer es la degeneración neurofibrilar. Al microscopio óptico, este fenómeno corresponde a la acumulación de fibrillas patológicas en el interior de las neuronas. Se trata, pues, de una lesión intraneuronal, mientras que los depósitos amiloides son lesiones extracelulares. Las neuronas más afectadas por este proceso son las células piramidales de la corteza cerebral asociativa, del hipocampo y la corteza entorrinal.

Al microscopio electrónico las neuronas con degeneración neurofibrilar presentan en su citoplasma filamentos helicoidales pareados. Estos filamentos tienen un diámetro de 10 nanómetros y una hélice de 80 nanómetros y se acumulan tanto en los cuerpos celulares de las neuronas como en sus prolongaciones dendríticas.

Desde el punto de vista bioquímico estos filamentos están constituidos por la acumulación de una proteína llamada tau. Las proteínas tau, en condiciones fisiológicas, controlan la polimerización de los microtúbulos, estructuras que forman el citoesqueleto neuronal y que transportan las sustancias sintetizadas en la neurona desde el cuerpo celular hasta las terminaciones nerviosas.

En el curso de la enfermedad de Alzheimer una fosforilación anormal de estas proteínas tau va a dar lugar a la formación de tres variantes patológicas de tau. La fosforilación anormal provoca la despolimerización de los microtúbulos normales, la formación de los filamentos helicoidales pareados, la unión de éstos formando ovillos neurofibrilares, y, finalmente, la muerte neuronal.

El fenómeno de la fosforilación de tau se produce de forma paralela a la formación de las placas de amiloide, aumentando la intensidad de las mismas con el tiempo.

Durante un tiempo se creyó que las placas inducían la degeneración neurofibrilar. Actualmente se cree que son fenómenos independientes pero que, actuando simultáneamente, originan mayor disfunción neuronal.

Algunos autores han señalado que el estrés oxidativo por radicales libres de oxígeno en el cerebro, es el primer fenómeno de la enfermedad de Alzheimer, que precede tanto a la formación de depósitos amiloides como a la degeneración neurofibrilar.

También se ha postulado recientemente que las manifestaciones clínicas de la enfermedad de Alzheimer no serían debidas únicamente a la formación de placas y ovillos, sino que intervendrían también niveles aumentados de proteína beta-amiloide no formadora de placas o formas anormales de otras proteínas, como la nicastrina.

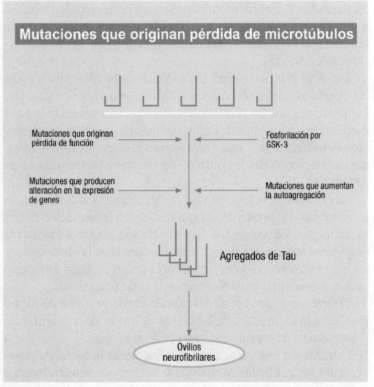

Esquema de la vía postulada para la formación de filamentos helicoidales pareados y ovillos neurofibrilares.

Las proteínas tau patológicas se encuentran también en la corteza cerebral asociativa y su número guarda relación directa con la evolución de la enfermedad.

Delacourte ha distinguido diez etapas en la formación de ovillos según la zona del cerebro afectada.

La degeneración granulovacuolar de las neuronas del hipocampo está relacionada con la presencia de la forma activa de la enzima glicógeno sintasa kinasa-3b.

Es una kinasa fisiológica para la proteína tau e implicada en la hiperfosforilación de tau presente en los filamentos helicoidales pareados y en los ovillos neurofibrilares. Los gránulos contienen también restos de proteínas del citoesqueleto neuronal como tubulina, tau y ubiquitina. GSK-3 es también una clave para algunas cascadas de señales intracelulares, incluídas las de autodestrucción o apoptosis.

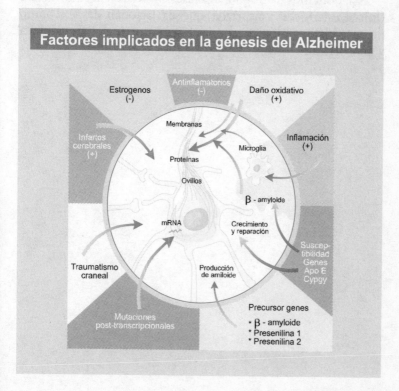

Factores implicados en la génesis del Alzheimer

Se cree que determinados factores ambientales pueden estar relacionados con el desarrollo de la enfermedad de Alzheimer al comprobar que entre gemelos idénticos uno desarrolla la enfermedad y el otro no.

Entre estos factores se incluyen fenómenos inflamatorios (que favorecerían el desarrollo de la enfermedad) y consumo de antiinflamatorios, terapia hormonal sustitutoria con estrógenos en mujeres menopaúsicas (que se relacionan con un riesgo menor de padecer la enfermedad), exposición a estrés oxidativo, sufrir traumatismo craneoencefálico importante (induce la mayor formación de APOE), sufrir infartos cerebrales, etc.

En la figura de la página anterior se muestra el esquema de los factores implicados en la enfermedad.

Las alteraciones que se presentan en el cerebro se correlacionan con la intensidad de las manifestaciones clínicas.

Así, podemos distinguir tres fases clínicas en la enfermedad (inicial, intermedia y avanzada) que se relacionan, desde el punto de vista histopatológico, con las fases entorrinal, hipocámpica y neocortical.

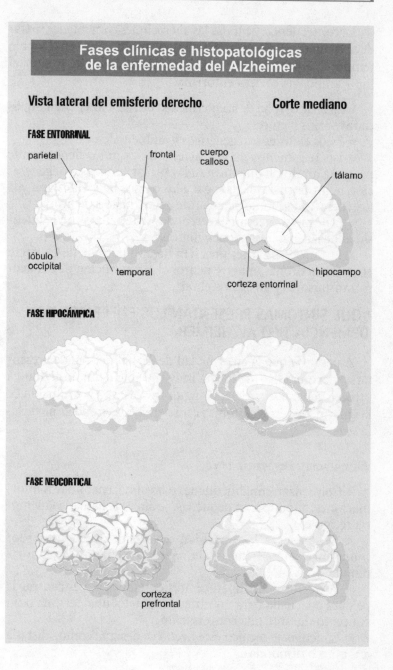

Fases clínicas e histopatológicas de la enfermedad del Alzheimer

Vista lateral del emisferio derecho.   **Corte mediano**

FASE ENTORRINAL

parietal
frontal
cuerpo calloso
tálamo
lóbulo occipital
temporal
corteza entorrinal
hipocampo

FASE HIPOCÁMPICA

FASE NEOCORTICAL

corteza prefrontal

La consecuencia de todas las alteraciones comentadas se traduce en una progresiva atrofia cerebral, más acusada en el lóbulo temporal, especialmente en la parte interna, donde se sitúa el hipocampo y la corteza entorrinal.

● En el desarrollo de la enfermedad de Alzheimer están implicados varios factores.

● Estos factores son genéticos y ambientales.

● Las fenómenos más característicos son los depósitos de proteína amiloide que forman las placas seniles, la degeneración neurofibrilar que da lugar a los ovillos neurofibrilares y la degeneración granulovacuolar de determinadas neuronas.

● El número de lesiones cerebrales se relaciona con la intensidad de las manifestaciones clínicas.

● Los procesos anteriores dan lugar a pérdida de contacto entre las neuronas, muerte neuronal, disminución de los neurotransmisores y atrofia cerebral.

¿QUÉ SÍNTOMAS PRESENTAN LOS ENFERMOS CON DEMENCIA TIPO ALZHEIMER?

A pesar de que la enfermedad de Alzheimer puede presentarse y evolucionar de forma muy variable de un individuo a otro, en general se suelen distinguir tres fases en la evolución de la enfermedad, con síntomas característicos en cada una de las fases.

Fase inicial. Demencia Leve

● Comienzan con dificultades para almacenar nuevas informaciones, aunque sean pequeñas: se altera la llamada «memoria reciente».

● Se conserva la capacidad de evocación de recuerdos («memoria inmediata») y de recuerdos lejanos («memoria remota»).

● Posteriormente aparecen dificultades para encontrar la palabra adecuada para nombrar un objeto, una persona o un concepto durante una conversación.

● En lenguaje técnico este hecho se designa como «disfasia anómica o disnomia».

• Puede mantener una conversación con aparente naturalidad pero son frecuentes las expresiones y frases hechas, con abundantes rodeos para designar una cosa y palabras inapropiadas o mal aplicadas.

• También comienza a afectarse la función ejecutiva (capacidad para pensar con términos abstractos, planificar una acción, iniciarla, continuarla e interrumpirla o finalizarla).

• Se afecta la atención. Tienen dificultades para atender a más de un estímulo a la vez. Las habilidades de coordinación visuo-espacial y la capacidad constructiva (copia de dibujos) empiezan a alterarse. Puede desorientarse en lugares que no le resultan familiares.

• Su estado de ánimo puede estar alterado con tristeza o depresión. Puede presentar síntomas de ansiedad (temor inmotivado, nerviosismo...).

• Puede mostrar alguna lentitud en los movimientos.

• Todo lo anterior dificulta las actividades laborales o sociales aunque puede desenvolverse bien en el hogar.

Fase intermedia de la enfermedad

Presentan dificultades en la realización de habilidades y tareas manuales aunque comprenden lo que tienen que hacer. Este trastorno se llama apraxia. Cuando la enfermedad avanza el enfermo tiene dificultades para manejar correctamente los cubiertos, elegir la ropa, realizar tareas complejas (llamar por teléfono, manejar algunos electrodomésticos...)

• Necesita ayuda para utilizar el transporte público.

• Se desorientan en lugares como tiendas, supermercados...

• Tiene problemas para conducir automóviles.

• Olvida cosas de las actividades instrumentales de la vida diaria (usar el teléfono, cocinar, etc).

• Hay mayor enlentecimiento de los movimientos y presenta aumento del tono muscular.

• Tiene dificultades para el pensamiento abstracto, por ejemplo, para interpretar refranes.

• Presenta alteraciones en la comprensión del lenguaje verbal.

• Tiene errores en el cálculo aritmético.

• Dificultades para localizar correctamente zonas de su propio cuerpo o de dos estímulos simultáneos efectuados en dos zonas distintas de su cuerpo.

• Estas manifestaciones se hacen más evidentes en el transcurso de algunos meses.

• Pueden aparecer ideas delirantes, celos, suspicacia, alucinaciones...

• En ocasiones se muestran agresivos.

• Pueden manifestar desinhibición sexual.

Fase avanzada. Demencia grave

• Descuida totalmente su aseo e higiene y tiene incontinencia urinaria y fecal.

• Es dependiente para las actividades básicas de la vida diaria (comer, vestirse, ir al cuarto de baño, lavarse...)

• Puede no reconocer a sus propios familiares.

Presenta una gran lentificación de movimientos y mayor rigidez, con trastorno de la marcha: puede tener dificultades para caminar sin ayuda.

• Se incrementa la agresividad, los delirios y alucinaciones.

• Aumenta el vagabundeo.

• Lenguaje muy disminuido con repeticiones de palabras o de sílabas sin sentido.

• Imposibilidad para vestirse e incluso comer.

• Cuando avanzan estos síntomas el enfermo suele estar postrado en cama o sentado en un sillón (con dificultad para mantener la postura). Es totalmente dependiente para todas las actividades de la vida diaria. Puede no hablar ni una sola palabra aunque emita gritos cuando se le mueve o se le lava.

• Imposibilidad para tragar: puede necesitar sonda nasogástrica para alimentarle.

RECUERDE

- Se distinguen, en general, tres fases en la evolución de la enfermedad.
- La enfermedad comienza a manifestarse por pequeños olvidos.
- En la fase intermedia se presentan de forma más clara las alteraciones mentales y del comportamiento.
- En la fase avanzada el deterioro intelectual es muy acentuado y la persona es completamente dependiente para las actividades básicas de la vida diaria.

¿CÓMO EVOLUCIONA LA ENFERMEDAD DE ALZHEIMER?

La expectativa de vida de una persona con enfermedad de Alzheimer es muy variable. Influyen en el pronóstico la edad, el tiempo de evolución de la enfermedad y las enfermedades asociadas (cardiovasculares, metabólicas como diabetes, enfermedades vasculares cerebrales...).

La supervivencia media es aproximadamente de nueve años desde el momento del inicio de los síntomas aunque la calidad de los cuidados proporcionados y la prevención de complicaciones (infecciones respiratorias y urinarias, úlceras por presión, trastornos nutricionales, etc.) pueden aumentar la supervivencia.

La utilización de nuevos fármacos específicamente diseñados para la enfermedad de Alzheimer, aunque no curan la enfermedad, retrasan la aparición de los síntomas, mejoran la calidad de vida y aumentan la supervivencia.

RECUERDE

- La evolución de la enfermedad es muy variable.
- Depende de las enfermedades asociadas y de los cuidados que reciba el enfermo.
- La supervivencia desde el diagnóstico suele ser como media de unos nueve años.

¿CÓMO SE DIAGNOSTICA LA ENFERMEDAD?

Normalmente son las familias las primeras que perciben los problemas de memoria y las alteraciones cognitivas del enfermo. Cuando acuden a los centros sanitarios (atención primaria, especialistas –neurólogo, geriatra–) el enfermo está en una fase inicial y, en ocasiones, intermedia.

Los primeros datos que recoge el médico proceden de la información proporcionada por el enfermo o por sus familiares o cuidadores. Para sistematizar esta información se utiliza el Test del informador.

TEST DEL INFORMADOR (TIN)
(Versión corta)

Recuerde, por favor, cómo era su familiar hace 5 o 10 años y compare cómo es él en este momento. Conteste si ha habido algún cambio a lo largo de este tiempo en la capacidad de su familiar para cada uno de los aspectos que le preguntamos. Puntúe con los siguientes criterios:

1. Ha mejorado mucho.
2. Ha mejorado un poco.
3. Casi sin cambios.
4. Ha empeorado un poco.
5, Ha empeorado mucho.

PREGUNTA   PUNTOS

Para recordar los nombres de personas más intimas (parientes, amigos...)

Recordar cosas que han sucedido recientemente, durante los 2 o 3 últimos meses (noticias, cosas suyas o de sus familiares)

Recordar de qué se habló en una conversación de unos días antes

Olvidar qué ha dicho minutos antes, pararse en mitad de una frase y no saber que iba a decir, repetir lo que ha dicho un rato antes

Recordar la fecha en que vive

Conocer el lugar exacto de los armarios de su casa y dónde se guardan las cosas

Saber dónde va una cosa que se ha encontrado descolocada

Aprender a utilizar un aparato nuevo (lavadora, tocadiscos, radio, etcétera)

Recordar las cosas que han sucedido recientemente

Aprender cosas nuevas (en general)

Comprender el significado de palabras poco usuales

Entender artículos de los periódicos o revistas en las que está interesado

Seguir una historia en un libro, la prensa, el cine, la radio o la TV

Tomar decisiones tanto en cuestiones cotidianas (qué ropa ponerse, qué comida preparar) como en asuntos de más trascendencia (dónde ir de vacaciones o invertir el dinero)

Control de asuntos financieros (cobrar la pensión, pagar los impuestos, trato con el banco)

Control de otros problemas de cálculo cotidianos (tiempo entre visitas de familiares, distancias entre lugares y cuánta comida comprar y preparar, especialmente si hay invitados)

¿Cree que su inteligencia (en general) ha cambiado durante los últimos 10 años?

TOTAL

A partir de 57 puntos, indica probable deterioro cognitivo.

Características del TIN

Es un test cognitivo, funcional de 17 ítems con escala de 1 a 5 puntos; máxima puntuación = 85. A partir de 57 indicativo de deterioro cognitivo. La sensibilidad en los casos de demencia leve es del 86 por 100 y la especificidad del 91 por 100. Tiempo requerido, menos de cinco minutos, aunque habitualmente lo cumplimentará el familiar/informador en el propio domicilio, sin la presencia de ningún entrevistador, pero con una pequeña explicación dada en la consulta.

Es aconsejable revisar si existen preguntas sin contestar y la coherencia de las respuestas al recibir el test.

Se valora la memoria, la funcionalidad y la capacidad ejecutiva y de juicio. Es un test validado en España que valora, a través de un informador, el declinar cognitivo-funcional del paciente, el nivel de escolarización y la edad. Su validez parece superior al MMSE de Folstein, tanto en la evaluación clínica como en el cribado de deterioro cognitivo leve.

En la fase inicial esta prueba es más sensible que las demás. En estudios recientes se ha demostrado que en enfermos con alteraciones de memoria la percepción del déficit por parte del informador (familiar o cuidador) contribuye a la predicción de la demencia.

Después de realizar la entrevista, donde se preguntará por antecedentes familiares de demencia, antecedentes personales, nivel educativo, consumo de fármacos, etc. y tras la exploración clínica, se procederá a la realización de distintas pruebas psicométricas (test para comprobar el grado de deterioro de las funciones cognitivas). La prueba más utilizada es el Mini-mental Status Examination de Folstein, adaptado al castellano por Lobo.

MINI-MENTAL STATE EXAMINATION DE FOLSTEIN

ORIENTACIÓN   PUNTOS
¿Qué año-estación-fecha-día-mes es? ....(5)
¿Dónde estamos? (estado-país-ciudad-hospital-piso) ....(5)

MEMORIA INMEDIATA
Repetir 3 nombres («árbol», «puente», «farol»). Repetirlos de
nuevo hasta que aprenda los tres nombres, y anotar el número
de ensayos. ....(3)

ATENCIÓN Y CÁLCULO
Restar 7 a partir de 100, 5 veces consecutivas. Como alternativa, deletrear «mundo» al revés. ....(5)

RECUERDO DIFERIDO
Repetir los tres nombres aprendidos antes. ....(3)

LENGUAJE Y CONSTRUCCIÓN
Nombrar un lápiz y un reloj mostrados. ....(2)
Repetir la frase «Ni sí, ni no, ni peros». ....(1)
Realizar correctamente las tres órdenes siguientes: «sujete este
papel con la mano derecha, dóblelo por la mitad y póngalo en
el suelo». ....(3)
Leer y ejecutar la frase «cierre los ojos». ....(1)
Escribir una frase con sujeto y predicado. ....(1)

Copiar este dibujo: ....(1)

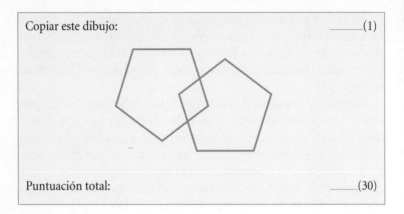

Puntuación total: ....(30)

Este test puede dar puntuaciones inexactas en enfermos con bajo o nulo nivel de escolarización. El punto de corte para demencia se establece habitualmente en 24 puntos, aunque existen tablas de adaptación del resultado según edad y nivel educativo, ya que estos parámetros influyen apreciablemente en el test.

Se utilizan también otras pruebas como el Short Portable Mental Status Questionnaire de Pfeiffer, escala de depresión de Yesavage, actividades básicas de la vida diaria de Barthel, actividades instrumentales de la vida diaria de Lawton, Global Deteriorization Scale de Reichberg, (la Clinical Dementia Rating Sacale de Hughes, etc.

SHORT PORTABLE MENTAL STATUS QUESTIONABLE
O SPMSQ DE PFEIFFER (1975)

1. ¿Qué día es hoy (mes/día/año)?

2. ¿Qué día de la semana es hoy?

3. ¿Dónde estamos ahora (lugar o edificio)?

4. ¿Cuál es tu número de teléfono o cuál es su dirección? (si no tiene teléfono).

5. ¿Cuántos años tiene?

6. ¿En qué día, mes y año nació?

7. ¿Cómo se llama el rey de España?

8. ¿Quién mandaba antes del rey actual?

9. ¿Cómo se llamaba o se llama su madre?

10. ¿Si a 20 le restamos 3 quedan? ¿Y si le restamos 3?

Se permite 1 error de más si no ha recibido educación primaria.
Se permite 1 error de menos si ha recibido estudios superiores.

Puntuación normal: 0-2 errores.
Deterioro cognitivo leve: 3-4 errores.
Deterioro cognitivo moderado (patológico): 5-7 errores.
Deterioro cognitivo importante: 8-10 errores.
Sensibilidad 68 por 100. Especificidad 96 por 100.
Falsos positivos: pacientes psiquiátricos o analfabetos.
Falsos negativos: pacientes con Parkinson.

Nota: El SPMSQ de Pfeiffer (10 ítems) es un test de detección de deterioro cognitivo de aplicación muy rápido que valora cuatro parámetros: memoria a corto y largo plazo, orientación, información sobre hechos cotidianos y capacidad de cálculo. Ésta es una versión traducida y validada al castellano en una muestra muy seleccionada. Se introduce una corrección según el nivel de escolarización del individuo. Podría estar indicado cuando se dispone de poco tiempo y se trate de población muy anciana y/o analfabeta y/o con limitación sensorial.

ESCALA DE DEPRESIÓN GERIÁTRICA DE (versión reducida)

1. ¿Está satisfecho con su vida?
2. ¿Ha abandonado muchas de sus actividades e intereses?
3. ¿Nota que su vida esta vacía?
4. ¿Se encuentra a menudo aburrido?
5. ¿La mayor parte del tiempo está de buen humor?
6. ¿Se siente feliz la mayor parte del tiempo?
7. ¿Se siente a menudo abandonado?
8. ¿Prefiere quedarse en casa en lugar de salir y hacer cosas?
9. ¿Cree que tiene más problemas de memoria que la mayoría de la gente?
10. ¿Cree que vivir es maravilloso?
11. ¿Le es difícil poner en marcha proyectos nuevos?
12. ¿Se encuentra lleno de energía?
13. ¿Cree que su situación es desesperada?
14. ¿Cree que los otros están mejor que usted?

Resultados: 0-5 Normal / 6-9 Posible depresión / ›9 Depresión establecida

Tiene más utilidad para detección al diagnóstico de depresión que para control evolutivo o de severidad. Marcar la cifra de la columna izquierda si la respuesta es SI o la derecha si es NO. Contabilizar los 1 para saber el TOTAL. Comentar al paciente que la respuesta no debe ser muy meditada.

PUNTUACIÓN	SÍ	NO
1.	0	1
2.	1	0
3.	1	0
4.	1	0
5.	0	1
6.	1	0
7.	0	1
8.	1	0
9.	1	0
10.	1	0
11.	0	1
12.	1	0
13.	0	1
14.	1	0
15.	1	0

ÍNDICE DE BARTHEL (AVD)

Anotar, con la ayuda del cuidador principal, cuál es la situación personal del paciente, respecto a estas 10 preguntas de actividad básica de la vida diaria.

BAÑO / DUCHA   Puntos
Independiente. Se lava completo en ducha o baño.
    Entra y sale del baño sin una persona presente   5
Dependiente.   0

VESTIDO
Independiente. Se viste, se desnuda, y se ajusta la ropa.
    Se ata los zapatos, botones, cremalleras.   10
Ayuda. Necesita ayuda, pero al menos realiza la mitad de tareas
    en un tiempo razonable sin ayuda.   5
Dependiente.   0

ASEO PERSONAL
Independiente. Se lava la cara, manos y dientes. Se afeita, se peina.   5
Dependiente.   0

USO DEL RETRETE
Independiente. Usa el retrete o cuña.
    Se sienta, se levanta, se limpia y se pone la ropa solo. 10
Ayuda. Necesita ayuda para mantener el equilibrio, limpiarse,
    o ponerse/quitarse la ropa.   5
Dependiente.   0

USO DE ESCALERAS
Independiente. Sube o baja escaleras sin supervisión,
    aunque use la barandilla o bastones.   10
Ayuda. Necesita ayuda física o supervisión para subir
    o bajar escaleras.   5
Dependiente.   0

TRASLADO SILLÓN-CAMA
Independiente. No necesita ayuda. Si usa silla de ruedas
    lo hace independientemente.   15
Mínima ayuda. Necesita una mínima ayuda (física o verbal)
    o supervisión.   10
Gran ayuda. Es capaz de sentarse, pero necesita mucha asistencia
    para el traslado.   5
Dependiente. No se mantiene sentado.   0

DESPLAZAMIENTO
Independiente. Camina al menos 50 metros solo o con ayuda
    de bastón, excepto andador.   15
Ayuda. Puede caminar al menos 50 metros, pero necesita ayuda
    o supervisión (física o verbal).   10
Independiente. En silla de ruedas. Propulsa su silla de ruedas
    al menos 50 metros.   5
Dependiente.   0

CONTROL DE ORINA (Se evalúa la semana anterior)
Continente. No presenta episodios de incontinencia.
    Si necesita sonda o colector, se cuida solo.   10
Incontinente ocasional. Episodios ocasionales, con una
    frecuencia máximo 1/24 hs).   5
Incontinente. Episodios de incontinencia con frecuencia
    de más de una vez al día.   0

CONTROL DE HECES (se evalúa en el mes anterior)
Continente. No presenta episodios de incontinencia.
    Si usa enemas o supositorios, se arregla solo.   10
Incontinente ocasional. Episodios ocasionales 1 vez/semana.
    Ayuda para usar enemas o supositorios.   5
Incontinente.   0

ALIMENTACIÓN
Independiente. Capaz de usar cualquier instrumento.
    Come en un tiempo razonable.   10
Ayuda. Necesita ayuda para cortar, extender la mantequilla,
    usar condimentos.   5
Dependiente.   0

Puntuación total: ____

VALORACIÓN
– ‹ 20 dependencia total.
– 20-35 dependiente grave.
– 40-55 dependiente moderado.
– › 60 dependiente leve.
– 100 independiente.

ESCALA DE LAWTON Y BRODY

Anotar, con ayuda del cuidador principal, cuál es la situación concreta del paciente, respecto a estos 8 ítems de actividad instrumental de la vida diaria.

CAPACIDAD PARA USAR EL TELÉFONO

Utiliza el teléfono por iniciativa propia	1
Es capaz de marcar bien algunos números familiares	1
Es capaz de contestar el teléfono, pero no de marcar	1
No utiliza el teléfono	0

HACER COMPRAS

Realiza todas las compras necesarias independientemente	1
Realiza independientemente pequeñas compras	0
Necesita ir acompañado para realizar cualquier compra	0
Totalmente incapaz de comprar	0

PREPARACIÓN DE LA COMIDA

Organiza, prepara y sirve las comidas por sí solo adecuadamente	1
Prepara adecuadamente la comida si le proporcionan los ingredientes	0
Prepara, calienta y sirve la comida, pero no sigue una dieta adecuada	0
Necesita que le preparen y sirvan las comidas	0

CUIDADO DE LA CASA

Mantiene la casa solo o con ayuda ocasional (para trabajos pesados)	1
Realiza tareas ligeras, como lavar los platos o hacer las camas	1
Realiza tareas ligeras, pero no puede mantener un nivel adecuado de limpieza	1
Necesita ayuda en todas las labores de la casa	1
No participa en ninguna labor de la casa	0

LAVADO DE LA ROPA

Lava por sí solo toda su ropa	1
Lava por sí solo pequeñas prendas	1
Todo el lavado de ropa debe ser realizado por otro	0

USO DE MEDIOS DE TRANSPORTE

Viaja solo en transporte público o conduce su propio coche	1
Es capaz de pedir un taxi, pero no usa otro medio de transporte	1
Viaja en transporte público cuando va a acompañado por otra persona	1
Utiliza el taxi o el automóvil solo con ayuda de otros	0
No viaja	0

RESPONSABILIDAD RESPECTO A SU MEDICACIÓN

Es capaz de tomar su medicación a la hora y dosis correcta   1
Toma su medicación si la dosis es preparada previamente   0
No es capaz de administrarse su medicación   0

MANEJO DE SUS ASUNTOS ECONÓMICOS

Se encarga de sus asuntos económicos por sí solo   1
Realiza las compras de cada día, pero necesita ayuda en las
    grandes compras, bancos   1
Incapaz de manejar dinero   0

Total puntos   ____

Máxima dependencia: 0 puntos.
Independencia total: 8 puntos.

Generalmente este test es más útil en mujeres. Tener presente que muchos hombres de edad avanzada nunca han realizado ciertas actividades aquí reflejadas. Aunque las distintas escalas son muy útiles, en el estudio de los enfermos con alteraciones de memoria o con deterioro cognitivo, ninguna escala sirve por si sola para el diagnóstico de una demencia.

CLINICAL DEMENTIA RATING DE C. P. HUGHES

INSTRUCCIONES EN INTERPRETACIÓN DEL CDR (Página siguiente):

• Situar cada uno de los 6 ítems: Memoria - Orientación - Juicio y resolución de los problemas -Actividades sociales - Actividades domésticas y pasatiempos - Cuidados personales en uno de los 5 casos posibles, a condición de que los déficits constatados estén en relación con el grado de deterioro intelectual.

• Cada ítem debe ser valorado lo más independientemente posible de los otros, para cada uno de ellos se señalará una sola casilla.

• El ítem Memoria es el criterio principal en la determinación del CDR, los otros ítems son secundarios: -Si 3 criterios secundarios, o más, tienen una puntuación idéntica a la de la memoria (por ejemplo 0,5), la puntuación del CDR será igual a la puntuación de la memoria (CDR=0,5 en nuestro ejemplo). - Si 3 criterios secundarios, o más, tienen una puntuación superior (o inferior) a la de la memoria, la puntuación del CDR será la puntuación que reagrupe el mayor número de criterios secundarios. - Si los criterios secundarios tienen puntuaciones situadas por encima y por debajo de la de la memoria (3 por un lado y 2 por otro), el CDR toma la misma puntuación que la memoria.

• Además: - Cuando M= 0,5=>CDR=1 si al menos 3 criterios secundarios son superiores o iguales a 1 (el criterio «cuidados personales» no se ha tenido en cuenta en este caso). - Cuando M=0,5=>CDR no puede ser igual a cero, sólo puede tomar los valores de 0,5 ó 1. - Cuando M=0=>CDR=0 salvo si al menos 2 criterios secundarios presentan déficits, en cuyo caso CDR=0,5.

CLINICAL DEMENTIA RATING DE C. P. HUGHEES

	Sujeto normal CDR 0	Demencia posible CDR 0,5	Demencia «ligera» CDR 1	Demencia moderada CDR 2	Demencia severa CDR 3
Memoria	Ni pérdida de memoria ni olvidos importantes	Trastornos discretos de la memoria, evocación parcial de los recuerdos. Olvidos benignos	Pérdida de memoria moderada, más marcada para los recuerdos recientes, con repercusión en la vida diaria	Pérdida de memoria severa. Sólo se conserva el material fuertemente aprendido. Los recuerdos recientes se olvidan rápidamente	Pérdida de memoria severa. Recuerdos fragmentados
Orientación	Ningún trastorno de la orientación	Ningún trastorno de la orientación	Algunas dificultades de orientación en el tiempo. Reconoce los lugares y las gentes, pero puede presentar desorientación geográfica	Desorientación temporal habitual. Desorientación espacial frecuente	Reconocimiento exclusivo de las personas
Juicio y resolución de los problemas	Resuelve correctamente los problemas cotidianos; buen juicio en relación con las capacidades	Posible disminución de la capacidad de resolución de los problemas, de semejanza y de diferencias	Dificultad moderada de comprender problemas complejos: juicio social	Gran dificultad para comprender los problemas, las similitudes y las diferencias. Alteraciones del juicio	Incapaz de razonar, de resolver los problemas
Actividades sociales	Nivel de autonomía mantenido en el trabajo, los negocios, las compras, las actividades sociales	Si estas actividades están disminuidas es de modo discreto	Incapaz de realizar independientemente estas actividades, aunque todavía participe en algunas. Todavía puede aparecer normal	Incapaz de autonomía fuera de su domicilio	Incapaz de autonomía fuera de su domicilio
Actividades domésticas y pasatiempos	La vida en casa, los pasatiempos y el interés intelectual se mantienen	Estas actividades se mantienen o están ligeramente disminuidas	Las actividades domésticas se hallan disminuidas de modo moderado, pero neto. Los trabajos difíciles y los pasatiempos complicados son abandonados	Sólo pueden realizarse trabajos sencillos; los centros de interés son muy limitados y la actividad poco sostenida	Sin actividad doméstica real fuera de su propia habitación
Cuidados personales	Autonomía completa	Autonomía completa	Algunas veces necesita que se le incite	Necesitan ayuda para vestirse, lavarse y el mantenimiento de los efectos personales	Necesitan mucha ayuda, a menudo son incontinentes

ESCALA GLOBAL DE DETERIORO PARA LA ENFERMEDAD DE ALZHEIMER Y OTROS DÉFICITS COGNITIVOS
(Global Deterioration Scale - GDS de B. Reisberg, S. H. Ferris y T. Crook, 1982)

Grado de deterioro	Estado clínico	Características clínicas
1. Sin déficit cognitivo	Normal	Sin alteraciones subjetivas. Sin déficit evidente durante el interrogatorio.
2. Déficit cognitivo muy ligero	Ligero déficit amnésico	Trastornos de la memoria subjetivos particularmente frecuentes en los siguientes campos: –Olvido de la situación de los objetos familiares. –Olvido de los nombres (propios) que antes conocía. Sin trastornos amnésicos objetivos durante el interrogatorio. Sin modificaciones de la vida social y profesional.
3. Déficit cognitivo ligero	Trastornos de la memoria evidentes, disminución de la atención y de la concentración	Primeros signos deficitarios aparentes. Manifestaciones en al menos dos de los siguientes campos: –El paciente puede perderse cuando se desplaza por un lugar desconocido. –Los compañeros de trabajo se percatan de una disminución de su eficacia profesional. –La dificultad de encontrar las palabras y los nombres se hace evidente para los que le rodean. –El paciente puede leer un capítulo de un libro pero retiene pocas cosas. –El paciente tiene menos facilidad de retener los nombres de las personas que le son presentadas por primera vez. –El paciente puede perder o colocar fuera de lugar un objeto de valor. –Las dificultades de concentración son evidentes en el examen clínico. La puesta en evidencia de un déficit mnésico «objetivo» no puede obtenerse más que mediante una conversación espontánea realizada con las pruebas psicométricas. –Disminución de la capacidad de reacción en situaciones profesionales o sociales difíciles. –El paciente niega que padezca ningún trastorno. Los síntomas se acompañan de una ansiedad ligera o moderada.
4. Déficit cognitivo moderado	Déficit pronunciado de los tres ítems citados anteriormente	Déficit neto durante el interrogatorio cuidadoso que se manifiesta en los siguientes campos: –El paciente está poco al corriente de la actualidad. –Pueden manifestar lagunas en el reuerdo de su propio pasado. –Trastornos de la concentración evidentes en el test de las sustracciones seriadas. –Disminución de la capacidad de viajar, administrar su presupuesto… Habitualmente no existe déficit en los campos siguientes: –Orientación en el tiempo y respecto a las personas. –Reconocimiento de las caras y de los familiares. –Capacidad de desplazarse por los lugares conocidos. –Incapacidad de realizar tareas complejas. Con frecuencia nos encontramos con que no son conscientes de sus trastornos o los niegan. Embotamiento de la actividad y huida de las situaciones competitivas.

(continuación)

Grado de deterioro	Estado clínico	Características clínicas
5. Déficit cognitivo moderadamente severo	Demencia incipiente	El paciente no puede continuar sin ayuda. Durante la entrevista es incapaz de recordar una característica importante de su vida corriente (por ejemplo: dirección, número de teléfono, nombre de los parientes cercanos, sus nietos, nombre del colegio o la universidad donde estudió). Frecuentemente existe una desorientación temporoespacial. Una persona culta podrá tener dificultades para contar de 4 en 4 al revés a partir de 40 o de 2 en 2 a partir de 20. Las personas en este estadio conservan la noción de los hechos importantes que les interesan o interesan a los otros. Conocen bien su propio nombre y generalmente el nombre de sus hijos. No necesitan ayuda para lavarse o comer pero pueden tener algunas dificultades para escoger sus vestidos y, ocasionalmente, se visten de modo inadecuado (por ejemplo: se ponen el zapato derecho en el pie izquierdo).
6. Déficit cognitivo severo	Demencia media	El paciente puede ocasionalmente olvidar el nombre de su cónyuge (del que depende totalmente para sobrevivir). Es totalmente inconsciente de todos los acontecimientos y experiencias recientes de su vida. Retiene algunos elementos de su pasado, pero de modo muy impreciso. En general, ignora hasta la época en que vive (año, estación). Puede tener dificultades para contar de 10 a 1 y, a veces, incluso de 1 a 10. Necesita ayuda para las actividades de la vida diaria (por ejemplo: puede volverse incontinente). Necesita ayuda para desplazarse pero algunas veces es capaz de ir a los lugares familiares. El ritmo nictameral está frecuentemente perturbado. Se acuerda casi siempre de su propio nombre. Habitualmente es capaz de distinguir a los familiares de los extraños en su entorno. En este estado aparecen modificaciones de la personalidad y de la emotividad. Éstas pueden ser muy variables y asocian: a) Alucinaciones (por ejemplo: el paciente puede acusar a su cónyuge de ser un impostor, puede hablar con personajes imaginarios o con su propia imagen en el espejo). b) Manifestaciones obsesivas (por ejemplo: el paciente puede repetir continuamente gestos elementales de limpieza). c) Abulia cognitiva; es decir, pérdida de la voluntad ya que el individuo es incapaz de mantener un pensamiento el tiempo suficiente para desarrollar una línea de conducta determinada.
7. Déficit cognitivo muy severo	Demencia avanzada	Todas las capacidades verbales se han perdido y frecuentemente no existe lenguaje completo, sólo balbuceos. Incontinencia urinaria. El paciente necesita ayuda para asearse y comer. Aparecen déficits psicomotores fundamentales que afectan, por ejemplo, a la marcha. El cerebro parece incapaz de indicarle al cuerpo lo que tiene que hacer. Todas las funciones corticales se hallan afectadas.

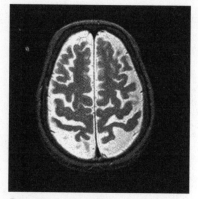

Resonancia magnética nuclear mostrando atrofia cerebral.

Posteriormente, el médico solicitará pruebas complementarias que incluyen análisis de sangre y orina, para excluir otros tipos de demencia, pruebas de neuroimagen (TAC y/o resonancia magnética nuclear, SPECT, etc. Figuras 27, 28 y 29).

Con todas las pruebas señaladas junto con la historia clínica y la exploración se llega a un diagnóstico de probabilidad de enfermedad de Alzheimer. El diagnóstico de certeza solo puede realizarse mediante la biopsia cerebral en la que se demuestren las alteraciones características de la enfermedad.

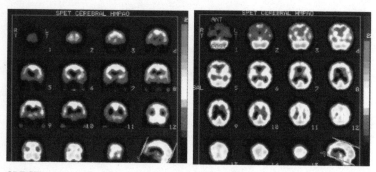

SPECT en un paciente con enfermedad de Alzheimer en fase inicial.

RECUERDE

- El diagnóstico de la enfermedad debe realizarlo un médico.
- Para el diagnóstico de la enfermedad son necesarios:
  –Historia clínica.
  –Exploración clínica.
  –Estudios neuropsicológicos.
  –Exploraciones complementarias: análisis de sangre, líquido cefalorraquídeo, pruebas de neuroimagen (TAC, RMN), SPECT, PET...
- El diagnóstico definitivo de la enfermedad *sólo* se realiza con estudio histológico (biopsia cerebral, en vida o autopsia cuando ha fallecido).

¿CUÁLES SON LOS CRITERIOS DIAGNÓSTICOS DE LA ENFERMEDAD DE ALZHEIMER?

Desde distintas instituciones se han propuesto diversos criterios para el diagnóstico de la enfermedad de Alzheimer.

Los más utilizados son:

• Criterios DSM-IV (manual diagnóstico y estadístico de las enfermedades mentales, en su cuarta revisión). Promovido por la Asociación Norteamericana de Psiquiatría.

• Criterios CIE-10. Organización Mundial de la Salud. Clasificación Internacional de enfermedades. Décima revisión.

• Criterios del Grupo de trabajo del National Institute of Neurocommunicative Disorders and Stroke (NINCDS) y la Asociación de la Enfermedad de Alzheimer y Trastornos Relacionados (ADRDA).

• Criterios neuropatológicos CERAD. (Consorcio para establecer un Registro de Enfermedad de Alzheimer).

CRITERIOS PARA EL DIAGNÓSTICO DE LA ENFERMEDAD DE
ALZHEIMER (EA) DEL NINCDS-ARDA. Work Group, 1983

A. **Criterios de EA definitiva**
   1. Criterios B.
   2. Evidencia histopatológica compatible.

B. **Criterios de EA probable**
   1. MMSE/MEC ‹24 o test similar.
   2. Déficit en dos o más áreas cognitivas (memoria, cálculo, juicio, etc.).
   3. Empeoramiento PROGRESIVO de la memoria y otras funciones cognitivas.
   4. Ausencia de trastornos de la conciencia.
   5. Inicio entre los 40-90 años.
   6. Sin evidencia de otras enfermedades cerebrales o sistémicas que justifiquen el deterioro progresivo.
      Datos que apoyan el diagnóstico de EA probable:
   7. Deterioro del lenguaje (afasia), de la habilidad motora (apraxia) y del reconocimiento perceptivo (agnosia).
   8. Alteración de patrones de conducta e incapacidad para realizar tareas cotidianas.
   9. Historia familiar de trastornos similares, sobre todo si hay confirmación anatomopatológica de EA.
   10. Pruebas de laboratorio:
      –Punción lumbar (LCR) normal.
      –Enlentecimiento inespecífico o normalidad en el EEG.
      –Signos de atrofia cerebral progresiva en estudios seriados con TC e hipometabolismo cerebral si se utilizan otras técnicas de neuroimagen.

C. **Criterios de EA posible**
   1. Puede hacerse ante un proceso demenciante en presencia de variaciones en su inicio, en la presentación o en el curso clínico, inusual en la EA, pero para la que no hay explicación alternativa (diagnóstico de exclusión).
   2. Puede hacerse en presencia de un trastorno secundario sistémico o cerebral capaz de producir un síndrome de demencia que no es considerado causa de la demencia del enfermo.
   3. Cuando existe un déficit gradual progresivo de las funciones cognoscitivas.

CRITERIOS DIAGNÓSTICOS CLINICOPATOLÓGICOS DE ENFERMEDAD DE ALZHEIMER DE CERAD

Diagnóstico firme de enfermedad de Alzheimer
- Puntuación de placas C (frecuentes).
- Historia clínica de demencia.
- Ausencia de otras condiciones que puedan causar demencia.

Enfermedad de Alzheimer probable
- Puntuación de placas B (moderadas).
- Historia clínica de demencia.
- Presencia o ausencia de otras condiciones que puedan causar demencia.

Enfermedad de Alzheimer posible
- Puntuación de placas A (escasas).
- Historia clínica de demencia.
- Presencia o ausencia de otras condiciones que puedan causar demencia.
- Puntuaciones de placas B y C.
- Ausencia de manifestación clínica de demencia.

Normal (respecto a enfermedad de Alzheimer y otras demencias)
- Ausencia de lesiones tipo enfermedad de Alzheimer.
- Sin historia clínica de demencia.
- Ausencia de otras condiciones que puedan causar demencia.
- Puntuación de placas A.
- Sin historia clínica de demencia.
- Historia clínica de demencia.
- Ausencia de lesiones neuropatológicas asociadas con demencia.

RECUERDE

- Los criterios de enfermedad de Alzheimer están establecidos por consenso entre profesionales, especialistas en la enfermedad, en diferentes instituciones.
- Se basan en criterios clínicos (CIE-10, DSM-IV, NINCDS-ARDA).
- También se basan en criterios clínico-patológicos (CERAD).

¿QUÉ COMPLICACIONES PUEDEN PRESENTARSE EN EL CURSO DE LA ENFERMEDAD DE ALZHEIMER?

En las primeras fases de la enfermedad se pueden producir extravíos, dificultades en el manejo del dinero y en las gestiones administrativas. Son frecuentes las dificultades para la conducción de automóviles, tanto para orientarse por las calles y carreteras como enlentecimiento en la velocidad de reacción.

En estudios efectuados en Estados Unidos de América, analizando el cerebro de las personas mayores fallecidas en accidentes de tráfico, se demostró que muchos de ellos presentaban lesiones cerebrales típicas de la enfermedad de Alzheimer y otras enfermedades que cursan con demencia.

Estas complicaciones sociales pueden evitarse o minimizarse si le convencemos del riesgo de conducir, acompañándole en las gestiones que deba realizar y supervisando con discreción sus actividades.

Cuando la enfermedad está más avanzada, son frecuentes los accidentes domésticos: ingestión accidental de productos de limpieza, accidentes con el gas, el agua y la electricidad, rotura de objetos, tropiezos y caídas, etc.

Más tarde se presentan las complicaciones más graves. Son las complicaciones biológicas que consisten en infecciones urinarias (especialmente en personas que tiene sonda vesical o llevan pañales de incontinencia), neumonías (producidas por gérmenes exclusivamente asociados a otras circunstancias como alteraciones en la deglución y aspiración bronquial del contenido gástrico y por inmovilización en cama muchas horas).

Las úlceras por presión son otra de las complicaciones habituales. Aparecen en zonas de apoyo del cuerpo: talones, caderas, región sacra, región escapular y occipital, codos, etc. Pueden infectarse con el riesgo de diseminación de la infección.

Por las caídas, son frecuentes las fracturas. Las más habituales son las de fémur, cúbito y radio, pelvis, vertebrales y costales.

De todas las complicaciones biológicas las más graves son las infecciosas. De hecho, la causa de muerte más frecuente en los enfermos con demencia son las neumonías y las infecciones generalizadas de origen urinario.

En cada apartado se indican las medidas preventivas específicas y los posibles tratamientos.

RECUERDE

- Las complicaciones más frecuentes de los pacientes con enfermedad de Alzheimer son:
  –Accidentes de tráfico.
  –Accidentes domésticos.
  –Extravíos.
  –Infecciones (urinarias, respiratorias y cutáneas).
  –Caídas y fracturas.
  –Úlceras por presión.

¿SE PUEDE PREDECIR QUIÉN VA A PADECER ENFERMEDAD DE ALZHEIMER?

Como se ha dicho, en la enfermedad de Alzheimer están implicados factores genéticos y ambientales. Respecto a los primeros, al haberse identificado mutaciones genéticas, sí podrían detectarse en los familiares directos del enfermo alteraciones genéticas, pero no siempre esta detección supone obligatoriamente que el individuo estudiado vaya a desarrollar la enfermedad. También se plantean dilemas éticos y legales a la hora de efectuar estos estudios genéticos.

RECUERDE

• Los estudios genéticos permiten señalar qué personas tienen más riesgo de desarrollar la enfermedad de Alzheimer.
• Los estudios genéticos *no suponen* un diagnóstico precoz de la enfermedad de Alzheimer.

¿CUÁLES SON LOS PROBLEMAS ÉTICOS RELACIONADOS CON LOS ESTUDIOS GENÉTICOS?

Dado que no existe un tratamiento curativo de la enfermedad en el momento actual, la realización de pruebas genéticas, si indicaran que el individuo es portador de una alteración o portador del alelo (variante) E_4 del gen APOE, podría tener efectos negativos en individuos psicológicamente vulnerables: miedo a la enfermedad, angustia ante los primeros síntomas, depresión, ideación suicida, etc.

Otra cuestión ética que se plantea con las pruebas genéticas es la relacionada con la confidencialidad. ¿Quién tiene que conocer los resultados de las pruebas, además de la persona a quién se le han realizado? Una información de tal naturaleza podría utilizarse en contra de los intereses del portador de la alteración genética: incapacitación legal, custodia de hijos y patria potestad, seguros de vida, repercusión en el trabajo con limitación o exclusión de la promoción laboral y profesional, etc.

Aunque actualmente no existe consenso sobre la realización de estas pruebas, si en un futuro se recomiendan o son obligatorias para determinados protocolos de estudio y tratamiento de la enfermedad, siempre se deberá contar con garantías suficientes para preservar la confidencialidad, buscar siempre el mayor bien del enfermo y disponer de comités de ética que supervisen los diferentes estudios, aportando seguridad para la dignidad y los derechos de los enfermos.

RECUERDE

- Las cuestiones éticas que se plantean con la realización de pruebas genéticas tienen que ver con el riesgo de discriminación sanitaria o social hacia las personas portadoras de alteraciones genéricas relacionadas con la enfermedad.
- Cualquier estudio genético que se realice debe garantizar la confidencialidad de los resultados.
- Es voluntario realizarse las pruebas genéticas.

¿QUÉ PROBLEMAS PODRÍAN PRESENTARSE CON LA REALIZACIÓN DE ESTAS PRUEBAS?

En primer lugar, los anteriormente señalados como puede ser la incapacitación legal para tomar decisión sobre su patrimonio, consentimiento para estudios o tratamientos médicos, ingreso en residencias, etc.

Actualmente se precisa una peritación de neurólogos, psiquiatras o forenses que señalen el grado de deterioro. No es suficiente la realización de pruebas genéticas.

También podrían tener repercusiones legales estos estudios genéticos a la hora de contratar un seguro de vida o responsabilidad civil en automóviles, solicitar hipotecas o créditos, reconocimientos de empresa, etc. Un estudio genético que demostrara alteraciones podría suponer el encarecimiento del seguro o la negativa a la concesión de un crédito.

No hay disposiciones legales que autoricen la realización de estas pruebas a las compañías de seguros, aunque tampoco existe una legislación que taxativamente la prohíba.

Si la realización de pruebas se generaliza, la legislación debería contemplar la confidencialidad de las mismas y que no supusiera riesgo de discriminación.

RECUERDE

- Pueden plantearse conflictos en el ámbito del derecho civil en personas que tienen mayor riesgo de desarrollar la enfermedad.
- La legislación debería contemplar la protección de todas las personas con riesgo de desarrollar la enfermedad.

¿QUÉ RECOMENDACIONES EXISTEN EN RELACIÓN CON LA REALIZACIÓN DE PRUEBAS GENÉTICAS?

Desde algunas sociedades científicas se ha aconsejado la realización de pruebas genéticas a los familiares de enfermos con enfermedad de Alzheimer (variante familiar) y de otras demencias, aunque se ha remarcado que la decisión depende de la voluntad de cada persona.

Las razones para la realización de pruebas se basan en que, con esta información, los portadores de alteraciones genéticas podrían planificar mejor su futuro (información a la pareja, decisiones sobre la adquisición de bienes, solicitud de hipotecas...).

No hay acuerdos o consenso definitivo sobre la realización de pruebas genéticas. Se deja a la voluntad de las personas y también se subraya que no siempre las personas portadoras desarrollarán una demencia.

RECUERDE

- La realización de pruebas genéticas es una decisión libre de cada persona.
- No se recomienda el estudio genético para APOE como test predictivo para padecer la enfermedad de Alzheimer en sujetos asintomáticos.

¿PODRÍA PREVENIRSE LA ENFERMEDAD SI SE CONOCEN LAS ALTERACIONES GENÉTICAS QUE LA ORIGINAN?

En el momento actual el desarrollo de la terapia genética no permite actuaciones que corrijan las alteraciones genéticas detectadas. Las investigaciones más optimistas calculan en uno o dos decenios el tiempo que se tardará en encontrar las claves de la enfermedad y la corrección genética de las mutaciones encontradas.

Hay que recordar que existen factores ambientales implicados en el desarrollo de la enfermedad y cuya importancia aún no se ha cuantificado.

También habría que dirigir estrategias terapéuticas específicas para estos factores ambientales, y medidas preventivas.

En este sentido ya se conoce que las personas que, por padecer alguna enfermedad reumática, tomaban antiinflamatorios, presentaban una incidencia menor de enfermedad de Alzheimer que otros grupos de población de control que no consumían estos fármacos. Esto indica que se puede intervenir sobre los factores ambientales y es fácil que en los próximos años se conozcan más y se pueda actuar sobre ellos.

RECUERDE

- Por el momento no puede prevenirse la enfermedad.
- Las personas con mayor riesgo de desarrollar la enfermedad podrían, en el futuro, beneficiarse de un tratamiento precoz.

¿CÓMO PUEDE TRATARSE LA ENFERMEDAD DE ALZHEIMER?

Hay que distinguir entre el tratamiento específico de la enfermedad (síntomas cognitivos) y el tratamiento de los síntomas no cognitivos. En relación con el primero hay que señalar que actualmente no existe tratamiento curativo de la enfermedad de Alzheimer.

Los tratamientos farmacológicos de los que se dispone hoy están dirigidos a restaurar las capacidades cognitivas y funcionales y a retrasar la progresión del deterioro mental.

Los fármacos que se utilizan se denominan anticolinesterásicos. Su acción es impedir la degradación del neurotransmisor llamado acetilcolina, que es necesario para la memoria y otras funciones cognitivas.

El neurotransmisor acetilcolina (Ach) se une a un receptor específico que se encuentra en la membrana postsináptica (subunidad alfa). Este fenómeno permite que se abra un canal en la mebrana que permite la entrada del ion sodio y la salida del ion potasio.

Esto da lugar a que se genere una actividad eléctrica en la neurona postsináptica, realizando su actividades fisiológicas, entre ellas los fenómenos relacionados con la memoria y el aprendizaje.

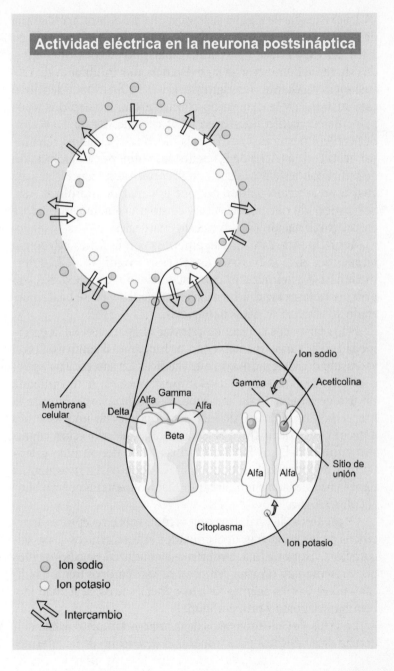

Actividad eléctrica en la neurona postsináptica

Ion sodio

Aceticolina

Gamma

Membrana celular

Delta   Alfa   Gamma   Alfa

Beta

Alfa   Alfa

Sitio de unión

Ion sodio

Citoplasma

Ion potasio

○ Ion sodio
○ Ion potasio

⇗ Intercambio

La existencia de alguna sustancia que eliminara, acetilcolina de la circulación, una vez realizada su función ya se postuló en 1914. En 1926 Loewi y Navratil, trabajando en corazones aislados de rana, demostraron su existencia por inhibición de esta sustancia mediante fisostigmina. En 1932 Stedmen identificó esta sustancia y la denominó colinesteresa. Existen dos tipos principales: acetilcolinesterasa y butirilcolinesterasa. La acción de acetilcolinesterasa (AchE) es la hidrólisis del neurotransmisor acetilcolina (Ach) de las neuronas colinérgicas. La función de butirilcolinesterasa (BchE) no se conoce aun bien. No se sabe cual es su sustrato natural aunque es capaz de hidrolizar Ach. Se ha sugerido que podría actuar como una enzima limpiadora en la detoxificación de compuestos naturales.

Actualmente, estos medicamentos son la única estrategia terapéutica disponible para el deterioro cognitivo de la enfermedad de Alzheimer con demencia leve o moderada. No son útiles para fases avanzadas de la enfermedad y no se ha demostrado su eficacia en otras demencias.

Estos fármacos consiguen retrasar la aparición de la enfermedad en 2-3 años, manteniendo las funciones cognitivas. Como los resultados obtenidos con esta medicación son escasos y pueden tener efectos secundarios importantes, no se recomienda un uso generalizado de la misma. Para utilizarlos es precisa la prescripción por parte de un neurólogo, según un protocolo determinado que incluye diversas escalas de valoración cognitiva y funcional. Los fármacos utilizados se denominan galantamina, donepezilo, fisostigmina y rivastigmina. La rivastigmina tiene la propiedad de inhibir tanto acetilcolinesterasa como butirilcolinesterasa.

Otros tipos de fármacos que actúan sobre receptores específicos de las neuronas, denominados «muscarínicos», son salcomelina y xanomelina. También se han utilizado medicamentos que presentan un carácter protector de las neuronas frente a radicales libres y otros agentes tóxicos o metabólicos. Se llaman idebenona, selegilina y propentofilina.

En estos dos últimos tipos de fármacos tampoco existe evidencia de su eficacia para impedir el desarrollo de la enfermedad. Para los síntomas no cognitivos, como depresión, ansiedad, agitación psicomotora, alucinaciones, delirios y trastornos del sueño se utilizan diversos tipos de psicofármacos.

Estos medicamentos tienen importantes efectos secundarios y deben tomarse siguiendo estrictamente las recomendaciones del médico.

RECOMENDACIONES GENERALES SOBRE EL USO DE ANTICOLINESTARÍSICOS

- La utilización de estos fármacos se reserva a las etapas iniciales de la enfermedad de Alzheimer.

- No es aconsejable en pacientes en etapas avanzadas de la enfermedad.

- En caso de utilización de estos fármacos deben seguirse exactamente las indicaciones del laboratorio.

- Estos fármacos tienen importantes efectos secundarios que deben conocerse, así como las interacciones con otros fármacos.

- Sólo debe iniciarse el tratamiento con un entrenamiento adecuado del cuidador principal del enfermo.

- Estos fármacos deben ser prescritos por el neurólogo o el geriatra.

- El seguimiento de los pacientes con estos tratamientos se realizará en los centros de atención primaria.

- No están indicados para otro tipo de demencias degenerativas excepto tal vez en la Demencia por Cuerpos de Lewy (rivastigmina).

La depresión está presente aproximadamente en el 50 por 100 de los pacientes en la fase inicial de la demencia. Los fármacos de elección para la depresión pertenecen al grupo de los inhibidores de la recaptación de serotonina, que es otro neurotransmisor del cerebro.

La agitación, los delirios y las alucinaciones ocurren en las fases intermedia y avanzada de la enfermedad y pueden desencadenarse por problemas físicos o situaciones sociales desfavorables (hambre, sed, estreñimiento, infecciones, inactividad, soledad, oscuridad, ruidos, sensación de miedo, etc).

Sólo deben tratarse si suponen una molestia para el enfermo o dificultan la vida familiar. Los fármacos que se utilizan para estos síntomas se llaman neurolépticos.

Los trastornos del sueño sen tratan, en primer lugar, con medidas no farmacológicas. Son las denominadas «reglas de higiene del sueño». Si son ineficaces pueden utilizarse fármacos que ayudan a conciliar el sueño. Son los llamados medicamentos hipnóticos de última generación.

Además de los tratamientos farmacológicos se utilizan en estos pacientes las denominadas «terapias blandas», que son un conjunto de estrategias terapéuticas dirigidas a la rehabilitación de las capacidades cognitivas con el fin de mejorar o estabilizar las funciones básicas e instrumentales de la vida diaria.

Este tipo de estimulación cognitiva se basa en la plasticidad neuronal que aun presentan las personas con demencia en sus fases inicial e intermedia. Por neuroplasticidad se entiende la respuesta cerebral para adaptarse a nuevas situaciones y restablecer el equilibrio alterado.

Los objetivos de esta estimulación son:

• Restituir déficits cognitivos (memoria, juicio, lenguaje...).
• Estimular al enfermo para demorar la pérdida progresiva de la capacidad intelectual.
• Optimizar las capacidades funcionales residuales.
• Paliar el deterioro cognitivo sustituyendo los déficits por otros recursos.

Este tipo de tratamiento va dirigido a cualquier persona con demencia y debe adecuarse a las capacidades residuales de cada uno en cada momento de la enfermedad.

Estas estrategias terapéuticas están dirigidas especialmente a los deterioros cognitivos de memoria, atención, concentración, lenguaje, praxias, gnosias, motivación, razonamiento y función ejecutiva que aparecen en las fases 4 a 6 de la Global Deteriorization Scale de Reisberg. Se aplican en forma de talleres que incluyen varios enfermos en situación similar. Pueden ser talleres cognitivos, de psicomotricidad o bien ocupacionales.

En los talleres cognitivos se realizan ejercicios de orientación en tiempo y espacio, memoria, lenguaje, escritura (copia y dictado), concentración y atención y cálculo. Los talleres de psicomotricidad facilitan la coordinación de movimientos, el ritmo, la orientación y la movilidad articular así como la ejecución de movimientos habituales.

Estos tratamientos no farmacológicos se desarrollan en centros especializados como hospitales de día, centros de día terapéuticos, etc. y están realizados por un equipo multidisciplinar (médicos, psicólogos, terapeutas ocupacionales, psicomotricistas, etc).

RECUERDE

- Los únicos fármacos que han demostrado una eficacia relativa en el tratamiento de la enfermedad de Alzheimer se denominan «inhibidores de la acetilcolinesterasa».
- Sólo son útiles en la fase inicial de la enfermedad.
- No se recomiendan en fases avanzadas.
- La depresión se suele tratar con inhibidores de la recaptación de serotonina.
- La agitación, los delirios y las alucinaciones se tratan con fármacos que se llaman neurolépticos.
- Además de los tratamientos farmacológicos se utilizan programas de estimulación cognitiva.

¿EXISTEN VACUNAS PARA LA ENFERMEDAD DE ALZHEIMER?

Hace unos años, las publicaciones científicas y los medios de comunicación informaban de un estudio efectuado por unos investigadores. Habían inyectado a unos ratones un extracto de proteína amiloide, y su sistema inmunitario había producido anticuerpos específicos contra esa proteína. Estos anticuerpos eran capaces de eliminar los depósitos intracerebrales de amiloide en estos ratones. El experimento es interesante pero queda todavía un largo período de tiempo hasta que se pueda aplicar en humanos y comprobar su eficacia tanto a corto como a largo plazo.

El experimento ha servido también como pista para otras investigaciones dirigidas a eliminar los depósitos de amiloide en cerebro.

RECUERDE

- Las posibles vacunas para la enfermedad de Alzheimer están actualmente en fase de experimentación y no están disponibles para el tratamiento.

¿PUEDE TENER CURACIÓN LA ENFERMEDAD DE ALZHEIMER?

Las estrategias terapéuticas futuras para esta enfermedad tienen varios objetivos:

- Impedir la acción de las mutaciones genéticas que dan lugar a la formación de la proteína amiloide.
- Impedir el depósito de amilioide, una vez formado, favoreciendo su degradación o eliminación.
- Impedir la fosforilación (unión de moléculas de fósforo) de la proteína tau y la formación posterior de la degenaración neurofibrilar.

• Impedir el acúmulo de neurofibrillas fosforiladas en el interior de las células.

Para conseguir estos objetivos serán necesarias investigaciones sobre las mutaciones genéticas y su posible corrección. También se precisará un mayor conocimiento sobre la formación y degradación de la amiloide y sobre los fenómenos de fosforilación. El conocimiento y el control de la respuesta inmune en el cerebro como reacción a la deposición amiloide es otra meta a alcanzar.

Es posible que estas investigaciones den resultados contrastados y aplicables en los seres humanos. Falta todavía mucho tiempo (al menos, entre 10 y 20 años) para que, lo que hoy es sólo un deseo, se convierta en realidad.

RECUERDE

• Es posible que la enfermedad de Alzheimer pueda tener tratamiento curativo en los próximos años, una vez se conozcan bien todas las causas y el desarrollo de la enfermedad.
• No cabe esperar un tratamiento *curativo* antes de 10-20 años.
• Por el momento sólo se dispone de tratamientos que retrasan la evolución de la enfermedad.

¿DÓNDE HAY QUE TRATAR A ESTOS ENFERMOS?

El médico de familia, con la colaboración del neurólogo y del geriatra, son los responsables del tratamiento y seguimiento de estos enfermos, una vez estudiados según los criterios ya establecidos.

El mejor lugar donde puede estar una persona con enfermedad de Alzheimer es su propio hogar, siempre que cuente con la ayuda familiar y el soporte social adecuados. Habitualmente, el enfermo puede estar en su hogar durante la fase inicial de la enfermedad. En la fase intermedia, cuando comienzan a aparecer los trastornos del comportamiento y las diversas complicaciones puede ser difícil el manejo del enfermo' en la casa. Se necesitaría entonces la ayuda domiciliaria, bien profesionales o cuidadores informales, para que colaboren con los familiares en el cuidado del enfermo.

En la fase avanzada de la enfermedad, cuando las complicaciones son mayores y se produce el agotamiento de la familia y de los cuidadores, se impone el ingreso del enfermo en una residencia asistida donde le puedan proporcionar los tratamientos y cuidados especializados que precise.

RECUERDE

- El mejor lugar para tratar a un paciente con enfermedad de Alzheimer es su propio hogar.
- Sólo cuando no se dispone de medios para que el enfermo permanezca en casa hay que plantearse el ingreso en una institución.

¿QUÉ SON LAS DEMENCIAS VASCULARES?

El concepto de demencia vascular incluye un conjunto amplio de procesos patológicos, los cuales producen deterioro de múltiples funciones cognitivas y alteración en la vida social y laboral del individuo que la padece.

En general, las alteraciones cognitivas son consecuencia de lesiones vasculares cerebrales.

Las demencias vasculares representan, según estudios epidemiológicos europeos, el 15,8 por 100 de todas las demencias. Un 42 por 100 aproximadamente de todas las demencias son formas mixtas de demencia vascular y enfermedad de Alzheimer, o enfermedad por cuerpos de Lewy.

Un 30 por 100 de las personas que sufren accidentes vasculares cerebrales (trombosis, embolias o hemorragias cerebrales) desarrollan demencia en los 3 meses siguientes al infarto cerebral, lo que supone un riesgo nueve veces mayor que el que presentan las personas que no han sufrido estos accidentes vasculares.

También se ha demostrado que las personas que han sufrido un accidente vascular cerebral, tienen doble riesgo para desarrollar enfermedad de Alzheimer frente a las personas que no lo han sufrido.

RECUERDE

- Las demencias vasculares son demencias secundarias a alteraciones vasculares en el sistema nervioso central.
- Representan el tercer tipo de causas de demencia después de la enfermedad de Alzheimer y la demencia por cuerpos de Levy.
- Pueden asociarse a la enfermedad de Alzheimer.

¿POR QUÉ SE PRODUCEN LAS DEMENCIAS VASCULARES?

Existen factores de riesgo relacionados con la aparición de enfermedad vascular cerebral. Los más importantes son hipertensión arterial, diabetes mellitus, tabaquismo, hipercolesterolemia, enfermedades cardiovasculares.

La repetición de accidentes vasculares cerebrales o la localización de los mismos en el sistema nervioso, pueden ser determinantes para la aparición de una demencia vascular. Los accidentes vasculares cerebrales producen destrucción de áreas más o menos extensas del cerebro, tanto de la corteza cerebral

–sustancia gris– como de las zonas subcorticales –sustancia blanca–. Esta destrucción es consecuencia de la falta de irrigación y del aporte de oxigeno a las neuronas.

También otras circunstancias que producen una disminución global del flujo sanguíneo al encéfalo (hipotensión arterial, arritmias, etc.) o de oxigenación de la sangre (infecciones respiratorias, enfermedades pulmonares crónicas), pueden producir daño en las estructuras cerebrales, tanto corticales como subcorticales.

Igualmente, las enfermedades de la sangre que cursan con aumento de los glóbulos rojos o plaquetas o con incremento de la coagulabilidad de la sangre pueden causar daño cerebral.

Los factores genéticos también están implicados en la aparición de demencia vascular: hay enfermedades de las arterias producidas por depósito de sustancias en las paredes de los pequeños vasos cerebrales, situados en la sustancia blanca.

Las personas que presenta una variante del gen de la apolipoproteína E (APOE), –proteína encargada de transportar grasas como el colesterol en la sangre–, tienen riesgo de desarrollar formas mixtas de demencia, en que la patología vascular se combina con las alteraciones de la enfermedad de Alzheimer.

Cuando se estudia el cerebro de las personas que han padecido una demencia vascular se pueden encontrar más lesiones características que pueden ser cavitaciones que afectan a sustancia gris y/o sustancia blanca de distinto tamaño, según los casos habitualmente se producen por oclusión de una arteria de calibre mediano o grande. Otras alteraciones son los llamados infartos lacunares, que son lesiones isquémicas también cavitados cuyo tamaño es menor de 1,5 cm de diámetro. Aparecen en el territorio de las pequeñas arterias perforantes del cerebro. Son siempre lesiones subcorticales, es decir, situados debajo de la sustancia gris.

Los infartos lacunares aislados no suelen producir demencia excepto los situados en zonas estratégicas del sistema nervioso.

Los infartos lacunares son numerosos y aunque sean pequeños pueden producir demencia. Para que se presente una demencia es preciso que se haya destruido un volumen de cerebro de 100 centímetros cúbicos y en ocasiones cantidades mucho menores.

RECUERDE

- Las demencias vasculares se relacionan con los factores de riesgo para las enfermedades cardiovasculares.
- Los factores de riesgo más importantes son:
  –Hipertensión arterial.
  –Diabetes.
  –Tabaquismo.
  –Elevación de colesterol en sangre.
- Las enfermedades que afectan al corazón, a los vasos sanguíneos y a la sangre también son factores de riesgo para desarrollar una demencia vascular.

¿ES HEREDITARIA LA DEMENCIA VASCULAR?

Como tal, la demencia vascular no es hereditaria. Puede existir un factor hereditario en enfermedades metabólicas, vasculares o cardiacas relacionados con estos tipos de demencia, a través de una mayor incidencia y prevalencia de enfermedades cardiovasculares.

RECUERDE

- Las demencias vasculares no son hereditarias.

¿CÓMO SE MANIFIESTAN LAS DEMENCIAS VASCULARES?

Las demencias vasculares son un conjunto de procesos patológicos que presentan mecanismos de producción, y lesiones cerebrales muy diferentes aunque las consecuencias de los mismos sean semejantes.

En un intento de simplificar y sistematizar su estudio se han clasificado de la siguiente forma:

- Demencia multi-infarto.
- Demencia por infarto estratégico.
- Enfermedad de pequeño vaso:
  –Demencia subcortical senil.
  –Lagunas múltiples.
  –Enfermedad de Binswanger.
  –Angiopatía amiloide.
- Déficit de perfusión del sistema nervioso central:
  –Global.
  –Fronterizo. (Entre zonas de diferente vascularización)
  –Infarto incompleto (sin destrucción de áreas más o menos extensas).
  –Demencia hemorrágica.

Esta clasificación mezcla criterios diversos; localización, mecanismo de producción, tipos de lesiones cerebrales. Para comprender mejor las manifestaciones clínicas de las demencias vasculares se recurre a una clasificación más simple: demencia vascular cortical y demencia vascular subcortical, según se afecte la corteza cerebral (sustancia gris) o la zona subyacente (sustancia blanca).

Esta clasificación es la que sigue:

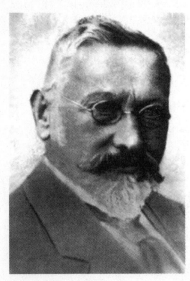

Ludwig Binswanger.

Demencia vascular cortical

Pueden encontrarse distintas combinaciones de trastornos del lenguaje (compresión, producción), capacidad para efectuar gestos, funciones visuoespaciales, capacidad para efectuar dibujos, alteraciones del cálculo, trastornos de la memoria reciente y/o remota.

Junto a los defectos cognitivos pueden ser también importantes los síntomas conductuales y psicológicos: las lesiones del lóbulo frontal izquierdo en individuos diestros pueden dar lugar a síntomas depresivos, las lesiones de los lóbulos parietal y temporal pueden dar lugar a alucinaciones e ideas delirantes.

La distribución topográfica de las lesiones del sistema nervioso en este tipo de demencia, hará que las manifestaciones cognitivas se acompañen de signos característicos de cada área: trastornos sensitivos y/o motores, alteraciones de los reflejos, alteraciones del campo visual, etc.

Demencia vascular subcortical

Las características que definen este tipo de demencia son las alteraciones de las funciones ejecutivas (planificación y realización de tareas), los trastornos de la afección y capacidad de concentración, la pérdida de iniciativa y falta de motivación y los cambios importantes de carácter y personalidad. A estos síntomas se añaden importantes manifestaciones psiquiátricas en forma de trastornos depresivos, apatía o abulia. El trastorno de la memoria puede ser importante pero, a diferencia de las formas corticales, los defectos de memoria pueden mejorar si se administran pistas para la evocación. También se asocian trastornos del control motor, como alteración de la marcha que se hace lenta (con pequeños pasos), rigidez en las articulaciones y marcada lentitud de los movimientos voluntarios. Pueden aparecer temblor en la extremidad, alteraciones de la conducta con fases de risa y llanto inmotivadas e incontinencia urinaria y fecal. Los reflejos de las extremidades están alterados y aparecen reflejos patológicos.

En general, para los dos tipos clínicos mencionados hay unos rasgos comunes:

- Comienzo agudo de los síntomas.
- Progresión escalonada: alternan períodos de deterioro con otros períodos estables.

- Curso fluctuante (en algunos casos hay períodos de aparente mejoría y otros con empeoramiento.
- Confusión nocturna: al llegar la noche muestran desorientación.
- Depresión.
- La personalidad no se ve alterada, en general.
- Existen quejas somáticas (digestivas, articulares, etc.).
- Existe incontinencia emocional (alteran fases de llanto y risa sin justificación).
- El enfermo tiene antecedentes de hipertensión arterial o de accidentes vasculares cerebrales.
- El enfermo presenta síntomas y signos de alteración de áreas concretas del cerebro.

RECUERDE

- Las demencias vasculares pueden deberse a diversos procesos patológicos que afectan a la circulación cerebral.
- Se afectan, en general, la corteza cerebral, la región subcortical o sustancia blanca o ambos territorios.
- Cuando se afecta la corteza cerebral, además de las manifestaciones de demencia, existirían alteraciones sensitivas o motoras, alteraciones de los reflejos o defectos del campo visual.
- Si se afecta la región subcortical, junto a la demencia existirían alteraciones del tono muscular y del control de la postura y los movimientos y alteraciones psiquiátricas.

¿EN QUÉ SE DIFERENCIA DE LA ENFERMEDAD DE ALZHEIMER?

La enfermedad de Alzheimer tiene un comienzo más lento e insidioso. Es lentamente progresiva sin períodos estables y cursa sin fluctuaciones. No existe generalmente confusión nocturna. La personalidad se deteriora en la enfermedad de Alzheimer aunque no suele haber incontinencia emocional. No existen en las formas típicas de enfermedad de Alzheimer antecedentes de hipertensión arterial ni accidentes vasculares cerebrales, y no existen síntomas ni signos que indiquen una lesión focal (o localizada) del sistema nervioso.

En un porcentaje elevado se asocian ambos tipos de demencia.

RECUERDE

- Las demencias vasculares se diferencian de la enfermedad de Alzheimer en que tienen un comienzo más brusco y cursan con fluctuaciones en las manifestaciones clínicas.
- En un porcentaje más o menos importante pueden asociarse con la enfermedad de Alzheimer.

¿CÓMO EVOLUCIONA?

Aunque existen períodos de estabilización, el curso general es siempre progresivo y fatal. Los pacientes suelen fallecer al cabo de más de 6-7 años de evolución desde el diagnóstico.

¿QUÉ COMPLICACIONES PUEDE TENER?

Las demencias vasculares pueden presentar las mismas complicaciones psiquiátricas, biológicas y sociales que la enfermedad de Alzheimer.

¿CÓMO SE DIAGNOSTICA?

Por su variabilidad clínica, es una de las demencias de más difícil diagnostico. Existen algunas escalas de valoración que recogen los datos clínicos más relevantes, como la escala de Hachinski, simplificada por Rosen y relacionada con los hallazgos de las alteraciones en el tejido cerebral.

ESCALA DE HACHINSKI	
	PUNTOS
Comienzo Brusco	2
Deterioro escalonado	1
Curso fluctuante	2
Desorientación nocturna	1
Preservación relativa de la personalidad	1
Depresión	1
Somatización	1
Labilidad emocional	1
Historia HTA	1
Historia de ictus previos	2
Evidencia de arteriosclerosis asociada	1
Síntomas neurológicos focales	2
Signos neurológicos focales	2

VALORACIÓN:
< 4 puntos: probable demencia cortical.
4-7 puntos: dudoso o demencia mixta.
> 7 puntos: probable demencia multi-infarto.

Útil en el diagnóstico diferencial entre enfermedad de Alzheimer y demencia vascular multiinfártica.

Actualmente, los técnicos de neuroimagen (TAC, resonancia magnética nuclear) proporcionan datos suficiente que, junto a los datos clínicos, permiten establecer un diagnóstico de probabilidad. El diagnóstico de certeza de las demencias vasculares sólo puede realizarse con el estudio directo y microscópico del cerebro, en una autopsia.

RECUERDE

- El diagnóstico de las demencias vasculares es difícil porque no siguen un patrón de síntomas común.
- Se suelen utilizar las mismas escalas para valorar el deterioro cognitivo y su repercusión en las actividades de la vida diaria.
- La escala de Hachinki es específica para las demencias vasculares.
- Son muy importantes para establecer el diagnóstico las pruebas de neuroimagen.

¿CÓMO PUEDEN TRATARSE LAS DEMENCIAS VASCULARES?

Por el momento no existen tratamientos específicos. Se utilizan diversos psicofármacos cuando existen complicaciones psiquiátricas (depresión, alucinaciones, delirios...). También se utilizan diversos tratamientos farmacológicos para las complicaciones biológicas (infecciones, úlceras por presión, incontinencias) igual que en la enfermedad de Alzheimer y otros tipo de demencias.

La estimulación cognitiva, realizada por neuropsicólogos y terapeutas ocupacionales, es fundamental para retrasar la evolución negativa del proceso.

RECUERDE

- No existe un tratamiento farmacológico específico para las demencias vasculares.
- Las complicaciones biológicas o psiquiátricas se tratan con los mismos fármacos que en la enfermedad de Alzheimer.
- También son muy útiles las técnicas de estimulación cognitiva.

¿PUEDE PREVENIRSE LA APARICIÓN DE LAS DEMENCIAS VASCULARES?

Las medidas de prevención están dirigidas a evitar los factores de riesgo: hipertensión arterial, tabaquismo, colesterol elevado, etc.

También el tratamiento especifico de enfermedades cardiovasculares (alteraciones de las válvulas cardiacas, trastornos del ritmo cardiaco, insuficiencia cardiaca...), respiratorias (enfermedades pulmonares crónicas, infecciones respiratorias, etc.), diabetes y enfermedades de la sangre (aumento de glóbulos rojos y plaquetas, alteraciones de la coagulación sanguínea) pueden evitar las enfermedades vasculares que originan secundariamente las demencias vasculares. La utilización de fármacos antiagregantes plaquetarios y anticoagulantes –según cada caso y siempre bajo el criterio y la supervisión y seguimiento médico- se han mostrado eficaces para la prevención de las enfermedades vasculares cerebrales.

> **RECUERDE**
>
> • La única forma de prevenir la aparición de las demencias vasculares es la reducción o evitación de los factores de riesgo para las enfermedades cardiovasculares.
> • Los fármacos que se utilizan para prevenir las enfermedades cardiovasculares también tienen un efecto preventivo de las demencias vasculares.

¿QUÉ ES LA DEMENCIA CON CUERPOS DE LEWY?

Es un tipo de demencia que se caracteriza porque la corteza cerebral de los pacientes afectados presenta un tipo de depósitos denominados «cuerpos de Lewy».

La demencia con cuerpos de Lewy es la segunda causa de demencia degenerativa en los ancianos. Representa entre un 20 y un 30 por 100 de los casos. Durante muchos años se ha confundido con la enfermedad de Alzheimer. Hacia los años 80 del pasado siglo no se comprobó la frecuencia de las alteraciones de la corteza cerebral por cuerpos de Lewy y su asociación con la demencia.

Los «cuerpos de Lewy» fueron descritos por el neuropatólogo alemán Lewy, discípulo de Alzheimer. En 1913, durante la 7ª convención de la Sociedad Alemana de Neuropatólogos, celebrada en Breslau, F. H. Lewy describió con detalle los cuerpos de inclusión que llevarían después su nombre, otorgado por otro neurólogo, Tretiakoff. La descripción inicial de Lewy comprendía cuerpos intra y extracelulares en el tejido nervioso y alrededor de las paredes vasculares. Estas estructuras se encontraban en el núcleo motor dorsal del nervio vago, en el núcleo magnobasal de Meynert, el núcleo lateral del tálamo y en el núcleo paraventricular. Los cuerpos tenían una estructura alargada o circular y se tenían con el colorante eosina.

En 1961, Okazaki realizó la primera descripción de pacientes con demencia, rigidez generalizada y abundantes cuerpos de

Lewy en la corteza cerebral y en el tronco cerebral. En los años 70 y 80, tras el estudio de casos similares en Japón, Kosaka acuñó el término «enfermedad por cuerpos de Lewy difusos».

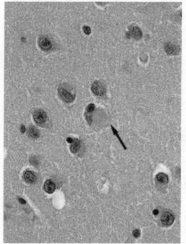

Tejido cerebral mostrando los cuerpos de Lewy.

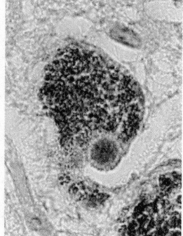

Cuerpo de Lewy en el interior de una neurona .

RECUERDE

- La demencia por cuerpos de Lewy es el segundo tipo de demencia por su frecuencia, después de la enfermedad de Alzheimer.
- Se caracteriza por la presencia de unas formaciones esféricas en el interior de las células que se denominan «cuerpos de Lewy».

¿POR QUÉ SE PRODUCE ESTE TIPO DE DEMENCIA?

La causa de esta enfermedad es desconocida actualmente aunque se cree que existen alteraciones genéticas y metabólicas que favorecen la formación de cuerpos de Lewy.

Los cuerpos de Lewy son depósitos redondeados de proteínas y lípidos que se sitúan en el citoplasma de las neuronas de la corteza cerebral y en otras zonas del sistema nervioso central.

Los genes implicados en la aparición de cuerpos de Lewy son:

a) *Gen de alfa- sinucleína*: situado en el brazo largo del cromosoma 4.

Alfa-sinucleína es una proteína de 140 aminoácidos, codificada por un gen localizado en el cromosoma 4. Tiene tres regiones de las cuales la N-terminal puede ser fundamental para la formación de cuerpos de Lewy.

Esta proteína pertenece a una familia de proteínas (sinucleínas alfa, beta, gamma) que están presentes en muchas zonas del sistema nervioso central (alfa, beta) y sistema nervioso periférico (gamma). Se cree que alfa-sinucleína es una proteína presináptica que puede tener una función potencial en la plasticidad neuronal, aunque actualmente se conoce poco su función.

Alfa-sinucleína constituye un factor de riesgo genético para algunas enfermedades del sistema nervioso central como la enfermedad de Parkinson y otras.

b) *Variantes del gen CYP2D6*: incrementa el riesgo de formación de cuerpos de Lewy por reducción de la inactivación de toxinas.

c) *Mutaciones de genes situados en el brazo corto del cromosoma 2.*

d) Se cree que también pueden existir mutaciones en los genes relacionados con el metabolismo del neurotransmisor dopamina.

Por mecanismos aún no bien conocidos, las alteraciones metabólicas cerebrales que favorecen el depósito de cuerpos de Lewy originan también disminución de los neurotransmisores cerebrales, especialmente acetilcolina y dopamina y, en algunos casos, noradrenalina.

Lowe ha propuesto el siguiente esquema hipotético para la formación de cuerpos de Lewy.

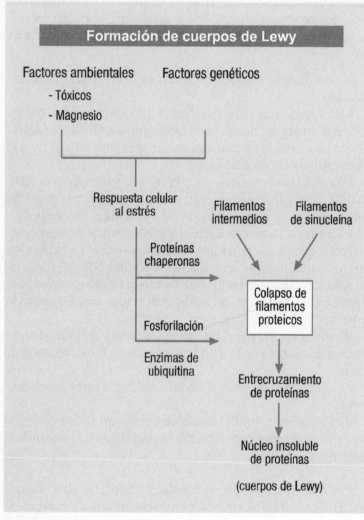

Esquema hipotético para la formación de cuerpos de Lewy.

RECUERDE

- La demencia por cuerpos de Lewy se produce por acumulación de una proteína (alfa-sinucleína) en el sistema nervioso.
- La agregación de fragmentos de esta proteína forma los cuerpos de Lewy.
- En la aparición de la enfermedad intervienen factores genéticos y ambientales.

¿ES HEREDITARIA LA DEMENCIA POR CUERPOS DE LEWY?

Aunque existen factores genéticos implicados, no se puede hablar de transmisión hereditaria de la enfermedad.

Además de las mutaciones genéticas, también son necesarios los factores ambientales para el desarrollo de este tipo de demencia.

¿QUÉ SÍNTOMAS PRESENTAN LOS PACIENTES CON DEMENCIA POR CUERPOS DE LEWY?

Los rasgos clínicos principales son:

- Demencia: el deterioro mental es lento y tiene fluctuaciones notables. Afecta sobre todo a la atención, fluidez verbal, funciones ejecutivas y tareas constructivas (por ejemplo, efectuar dibujos o rompecabezas) y visuoespaciales (coordinación de visión y movimientos voluntarios).
- Síntomas psicóticos: las alucinaciones visuales son muy comunes y precoces. Las alucinaciones auditivas son menos frecuentes. Pueden aparecer delirios paranoides (el enfermo piensa que le quieren hacer daño o que le engañan).
- Manifestaciones parkinsonianas: rigidez, lentitud de movimientos, ausencia de gestos en la cara, temblor de las manos, alteraciones de la postura y de la marcha, etc. Pueden preceder a las manifestaciones del deterioro intelectual.

- Incontinencia urinaria precoz, episodios de síncope, caídas, cuadros confusionales... Sobre todo, aparece una sensibilidad muy aumentada a unos fármacos llamados neurolépticos: les produce rigidez acusada, posturas y movimientos anormales, etc.

La demencia con cuerpos de Lewy puede asociarse con la enfermedad de Alzheimer y con la enfermedad de Parkinson, presentando síntomas añadidos de estas dos enfermedades.

RECUERDE

- Las características más relevantes de la demencia por cuerpos de Lewy son:
  –Deterioro intelectual con fluctuaciones.
  –Síntomas psiquiátricos.
  –Síntomas parkinsonianos.
- Los enfermos afectados por este tipo de demencia son muy sensibles a unos fármacos llamados neurolépticos, los cuales les originan importantes efectos secundarios.

¿CÓMO SE DIAGNOSTICA ESTA ENFERMEDAD?

En primer lugar por las manifestaciones clínicas, que son muy características cuando llevan instauradas un tiempo.

El electroencefalograma muestra anomalías en la región frontal y temporal, a diferencia de otros tipos de demencia.

La resonancia magnética nuclear y la tomografía axial computarizada no presentan rasgos característicos excepto atrofia cerebral, que es menos acusada que en la enfermedad de Alzheimer.

RECUERDE

● Las claves para el diagnóstico de demencia por cuerpos de Lewy son:
  –Manifestaciones clínicas características.
  –EEG con alteraciones en la región frontal y temporal.
  –Alta sensibilidad a los neurolépticos.

¿QUÉ COMPLICACIONES SUELEN PRESENTARSE EN EL CURSO DE LA ENFERMEDAD?

Las complicaciones propias de una demencia (igual que en la enfermedad de Alzheimer). También son frecuentes las caídas y los trastornos de la marcha. La rigidez que presentan dificulta las actividades de la vida diaria y la deambulación, por lo que es frecuente la inmovilidad y los trastornos asociados a la misma: úlceras por presión, infecciones, pérdida de masa muscular, huesos más frágiles, etc.

RECUERDE

● Las complicaciones son similares a otros tipos de demencia.
● Son más frecuentes las caídas y los trastornos de la marcha que en otras demencias.

¿CÓMO SE TRATA?

No hay ningún tratamiento que cure o prevenga la enfermedad. Sólo existen tratamientos para las complicaciones. En las manifestaciones psiquiátricas (delirios, alucinaciones) no pueden utilizarse neurolépticos porque agravan los síntomas parkinsonianos. Como en la enfermedad por cuerpos de Lewy se produce un déficit importante de acetilcolina, se ha postulado recientemente que rivastigmina podría ser útil en el tratamiento de la enfermedad. Por el momento no hay estudios a largo plazo utilizando esta sustancia como tratamiento.

¿SE PUEDE PREVENIR ESTA DEMENCIA?

No existen medios preventivos. Únicamente se podría prevenir la exposición a tóxicos ambientales que actúan sobre el sistema nervioso (metales pesados, fármacos...).

¿QUÉ OTROS TIPOS DE DEMENCIA SON FRECUENTES?

Degeneración frontotemporal

Es un síndrome –conjunto de signos y síntomas- que se caracteriza por una atrofia cerebral progresiva que predomina en los lóbulos frontales y regiones anteriores de los lóbulos temporales.

Aunque este tipo de demencia es esporádico, en la mitad de los casos existen antecedentes de demencia en un familiar de primer grado. Hay algunos casos –infrecuentes hereditarios.

Representa el 10 por 100 de todas las demencias. Se produce por alteración en las proteínas tau y ubiquitina en el sistema nervioso.

Los síntomas comienzan entre los 45 y 60 años. Los pacientes presentan alteraciones del estado de ánimo, de la personalidad y de la conducta social que dificultan la vida familiar, laboral y social. Posteriormente se acentúan las alteraciones cognitivas (reducción de la fluidez verbal espontánea, alteración de las funciones ejecutivas, alteración de la concentración y la atención y dificultades para evocar recuerdos). También aparece desinhibición o, por el contrario, apatía o comportamiento estereotipado (repetición de conductas, movimientos...).

En algunos casos se asocia con enfermedades medulares que cursan con atrofia medular.

Los casos familiares descritos se asocian con manifestaciones parkinsonianas (rigidez, disminución de movimientos) y están producidos por mutaciones en el cromosoma 17 (más frecuente) y en el cromosoma 3 (raro).

La evolución de la enfermedad es siempre fatal aunque con supervivencia variable: entre 2 y 20 años, con una media de 8 años.

Degeneración corticobasal

Es un trastorno degenerativo del sistema nervioso central que se caracteriza por un comienzo insidioso y una evolución progresiva en la edad adulta. Combina los síntomas de los lóbulos frontal y parietal, asimétricos, junto con trastornos parkisonianos (rigidez, lentitud de movimientos, temblores, movimientos anormales en las extremidades...). Sin embargo, no produce alteraciones en el equilibrio y en la marcha.

Las manifestaciones parkinsonianas son asimétricas: afectan más a unas extremidades que a otras.

Se produce por alteraciones de la proteína tau en las neuronas y en otras células del sistema nervioso (células gliales).

La enfermedad comienza hacia los 60-70 años y tiene una duración de 4-6 años.

Se diagnostica por las manifestaciones clínicas y por pruebas de neuroimagen (TAC, resonancia magnética) que muestran atrofia cortical asimétrica, de predominio parietal y en mesencéfalo.

RECUERDE

- Los otros tipos de demencia más frecuentes (aunque escasas si se compara con las demencias anteriores) son:
  –Degeneración frontotemporal.
  –Degeneración corticobasal.

¿QUÉ SON LAS DEMENCIAS SECUNDARIAS?

Se denominan, habitualmente, demencias secundarias las producidas por algún proceso patológico intra o extracerebral de causa no degenerativa. Estas causas pueden ser muy variadas: pueden producirse como consecuencia de infecciones, alteraciones metabólicas, déficits de vitaminas, tóxicos, medicamentos, traumatismos cerebrales y enfermedades que afectan a las cubiertas de las prolongaciones neuronales (mielina), procesos inflamatorios de las arterias cerebrales (vasculitis) o hidrocefalia (aumento del líquido cefalorraquídeo en el cerebro).

De estas demencias secundarias son parcial o totalmente reversibles un 1 por 100.

Este tipo de demencias representan, en total, menos del 10 por 100 de todas las demencias.

RECUERDE

- Las demencias secundarias son las originadas por procesos que afectan al sistema nervioso central que no tienen carácter degenerativo.
- Hay muchos tipos de demencias secundarias.
- Un porcentaje muy pequeño tiene carácter reversible.

¿QUÉ TRASTORNOS DE CONDUCTA SON MÁS FRECUENTES EN LAS DEMENCIAS?

Las alteraciones del comportamiento pueden aparecer en todas las fases de evolución de las demencias, pero lo más frecuente es que se presenten en las fases intermedia y tardía. Algunos tipos de demencia se asocian con más trastornos de conducta que otros. En general, estos trastornos son:

a) Desorientación en el tiempo, en el lugar donde se encuentran e, incluso, en la conciencia de sí mismos.

b) Vagabundeo.

c) Como consecuencia de los anteriores son frecuentes los extravíos en la calle e incluso en su propia casa o en la residencia.

d) Repetición de preguntas y de actos.

e) Búsqueda de cosas.

f) Agresividad y agitación.

g) Trastornos del sueño.

h) Delirios y alucinaciones.

i) Tristeza y apatía.

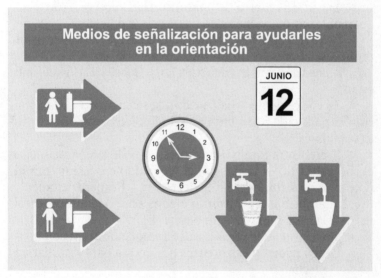

Medios de señalización para ayudarles en la orientación

DESORIENTACIÓN

Las personas con demencia suelen presentar con frecuencia alteraciones en la orientación, tanto en el espacio –lugar donde están– como en el tiempo (fecha, estación del año, hora, etc.).

Esta desorientación está favorecida por sus propios hábitos derivados de la enfermedad (búsqueda de objetos, caminar sin rumbo fijo por la casa o fuera de ella, la ansiedad o el temor, etc.) o cuando se les aparta de su ambiente habitual o de sus rutinas, por ejemplo cambios de domicilio, cambios de habitación, horarios variables para levantarse, asearse o comer.

Cuando se detecte este problema hay que valorar cómo se encuentra en esos momentos: si tiene hambre, sed, necesidades fisiológicas, cansancio, temor, fiebre, molestias físicas...

¿Qué podemos hacer?

• Preguntarle si tiene hambre o sed y darle los alimentos o bebidas que precise.

• Llevarle al cuarto de baño (muchas veces son incapaces de manifestar que tienen deseos de orinar o defecar).

• Favorecer actividades que le entretengan (ver la televisión, muñecos, labores, lectura si puede realizarla, etc.).

• Recordarles con frecuencia la hora, la fecha y el lugar donde están.

• Es conveniente señalizar dónde se encuentra su habitación, el cuarto de baño, etc. con dibujos, letreros u otras medidas similares.

• Si está intranquilo o su expresión es de temor, mantenga el contacto físico y visual con él (cogiéndole la mano, mirándole a los ojos con expresión alegre, etc.). Recuérdele quién es usted y también intente realizar alguna actividad juntos (caminar por la casa, salir a dar un paseo...).

• No le grite ni le regañe: puede empeorar la situación.

• Ponga relojes o calendarios por la casa para recordarle la hora y la fecha.

• Acompáñele y ayúdele si busca objetos concretos que es incapaz de encontrar.

VAGABUNDEO

Consiste en deambular sin objeto definido: van de un lugar a otro sin motivo aparente, son incapaces de permanecer quietos o sentados durante un tiempo prolongado.

¿Qué podemos hacer ?

- Proporcionar actividades que mantengan su atención.
- Si no consigue permanecer atento o entretenido mucho tempo, permita que se mueva libremente aunque controlando siempre sus movimientos y los actos que realiza durante sus paseos.
- No administrar otros fármacos que los prescritos por el médico, ya que el vagabundeo no se modifica con los medicamentos.

EXTRAVÍO

Es frecuente encontrar noticias que hacen referencia a personas con demencia que han desaparecido de sus casas. Es debido a la desorientación e incapacidad para recordar el camino de vuelta a su casa. El paciente con demencia que se ha perdido es más vulnerable a accidentes, robos, etc.

¿Qué podemos hacer ?

- No permita que salga solo de la casa.
- Utilice medidas de seguridad adecuadas (cerrojos, llaves, cerraduras especiales...).
- Es necesario que los vecinos y el portero sepan que tiene una persona con demencia en casa y que puede perderse: que no le dejen salir.
- Es conveniente que lleve algún tipo de identificación personal (tarjeta, pulsera grabada, medalla, etc.) con el nombre, dirección y teléfono, indicando también que el portador de la identificación padece una demencia.
- También es necesario disponer de alguna fotografía reciente para utilizarla en caso de extravío, enseñándola a los vecinos del barrio.
- Si no encuentra al enfermo, no dude en avisar a las fuerzas de seguridad o policía local para que procedan a su búsqueda.
- Es recomendable que no lleve nunca consigo objetos de valor o dinero, para evitar su hurto.
- Evite los cambios en las rutinas diarias: por ejemplo, salga a pasear con el enfermo a la misma hora todos los días y no le

deje solo, aunque sea por pocos minutos, con personas que él no conozca.

REPETICIÓN DE PREGUNTAS

Es muy frecuente que hagan la misma pregunta muchas veces, aunque le hayan contestado adecuadamente. Esto se debe a que no son capaces de memorizar una información nueva por pequeña que sea.

¿Qué podemos hacer?

- No se enfade aunque le repita las mismas preguntas.
- No intente convencerle de que ya le ha contestado.
- Responda de forma breve a lo que le pregunta y no haga comentarios negativos al respecto.
- Es recomendable que cambie de actividad para que fije su atención en otra cosa, aunque sea por poco tiempo.

BÚSQUEDA DE OBJETOS

Suelen buscar constantemente cosas y objetos por todas partes (armarios, cajones, etc.). Si no encuentran lo que buscan, piensan que se lo han robado y pueden acusarle de ser usted el responsable de la pérdida.

¿Qué podemos hacer?

- No se irrite por las acusaciones.
- Ofrezca su ayuda para encontrar las cosas que busca.
- No deje a su alcance objetos de valor ni dinero.
- Guarde en lugar seguro documentos y objetos de valor.
- Comprenda que su actitud se debe a la enfermedad y no a una falta de respeto hacia usted.

AGRESIVIDAD Y AGITACIÓN

Las personas con demencia pueden mostrar con frecuencia actitudes agresivas hacia las personas que les cuidan. En ocasiones esta agresividad se manifiesta sin causa aparente. Otras, surge como respuesta a una situación que ellos interpretan como amenazante o como daño. A veces estas situaciones son las propias del cuidado: lavarles, vestirles, darles la comida, etc.

También, ante esta actitud usted debe comprender que la agresividad no está dirigida hacia usted personalmente. La propia enfermedad le produce confusión, ansiedad, temor... y le hace reaccionar de este modo, como un mecanismo de defensa.

En el curso de estas fases de irritabilidad y agresividad puede recibir usted insultos y agresiones físicas como golpes, arañazos, etc.

¿Qué podemos hacer?

- Ante todo, mantenga la calma.
- No responda usted con agresividad porque aumentaría la agresividad del enfermo.
- No le regañe ni le grite.
- Pregúntele qué le ocurre de forma amable, sin elevar nunca la voz.
- Aparte los objetos peligrosos de su vista (cuchillos, tijeras, bastones, botellas...).
- Intente distraer su atención hacia otras cosas (encender el televisor, abrir la ventana, abrir el armario, darle objetos que le agraden como muñecos, fotografías familiares...).
- Cambiando su atención se le pasará la agresividad y olvidará todo lo que ha ocurrido.
- Si persiste la actitud agresiva y existe un riesgo de agresión directa, acérquese lo suficiente para que no pueda extender los brazos o piernas para golpearle: a menor distancia con usted, menor capacidad para realizar movimientos amplios con las extremidades.
- Si tiene que sujetarle para evitar la agresión, hágalo por los brazos y de la forma más suave posible.
- Si estos episodios de agresividad se repiten con frecuencia, puede ser necesario administrar fármacos que actúan sobre el sistema nervioso para calmarle. Siempre tienen que ser prescritos por el médico, el cual indicará el tipo de fármaco y la dosis. No modifique por su cuenta la prescripción médica: puede originar efectos secundarios indeseables e incluso muy graves.

- Si en algún momento usted pierde el control y le grita no se sienta culpable, es una reacción comprensible.

- Si cree usted que la situación supera su capacidad y le origina tensiones, consulte con un médico y/o psicólogo para que le ayuden a afrontar su problema familiar. Las asociaciones de familiares de enfermos con demencia le pueden asesorar y ayudar: ellos también han pasado por la misma situación.

- Después de una reacción agresiva, intente valorar qué situaciones nuevas se han producido en la casa o qué problemas físicos tiene el enfermo (fiebre, dolor, estreñimiento, etc.) para procurar modificarlos o corregirlos.

- Bajo ningún concepto responda con violencia verbal o física. Jamás le golpee: es contraproducente, aumenta la agresividad, tendrá miedo de usted, perderá la confianza y, además, es inmoral y un delito.

- En excepcionales ocasiones puede ser necesaria la inmovilización (por ejemplo cuando puede arrancarse un catéter por el que recibe suero o algún tratamiento, para que no se quite una sonda urinaria si esta muy agitado, etc.). Sólo hay que hacerlo con la prescripción médica y siempre que el beneficio sea mayor que las posibles complicaciones:

A. Las medidas de sujeción utilizadas pueden ser chalecos o fajas. Ambos sistemas inmovilizan al paciente por la cintura, pero no le impiden darse la vuelta en la cama. El chaleco permite sentarse. Si el enfermo está muy agitado, puede asegurársele también por los hombros mediante las bandas que existen en las hombreras del chaleco. También puede utilizarse unas bandas que se sujetarán en las muñecas y los tobillos.

B. Si se utiliza un chaleco, asegúrese de que está realmente del derecho; introduzca con cuidado los brazos del paciente por las bocamangas.

C. Ayude al enfermo a recostarse en la cama y asegure el cinturón al armazón de ésta. Mediante un nudo o el medio de ajuste que posea el sistema de inmovilización.

D. Compruebe el ajuste pasando la mano entre el chaleco y el abdomen del enfermo. Asegúrese de que el chaleco queda fijado sin que dificulte la respiración. Apriete o afloje el cinturón según vea.

TRASTORNO DEL SUEÑO

Las personas con demencia son habitualmente mayores. El patrón del sueño se modifica con la edad, de forma que son necesarias menos horas de sueño. Además, el sueño en las personas mayores es más superficial, les cuesta más tiempo dormirse y se despiertan con facilidad. De hecho, pueden tener varios despertares durante la noche.

En los enfermos con demencia se puede alterar también el ciclo vigilia-sueño: pueden dormir durante el día y despertar por la noche. Al hacerlo y encontrar la casa a oscuras se desorientan y agitan y es frecuente que sufran accidentes, como caídas, al tropezar con muebles y alfombras y resbalar en el suelo.

¿Qué podemos hacer?

• Es necesario mantener horarios fijos para acostarse y levantarse.

• También puede ser conveniente reducir o impedir la siesta: si duermen después de comer será más difícil que duerman por la noche.

• Para evitar la somnolencia diurna hay que procurar que se mantengan activos: hacer alguna tarea, ver programas de televisión entretenidos, escuchar algún tipo de música de su agrado, etc.

• La habitación del enfermo debe ser silenciosa, cómoda y con una temperatura adecuada. El calor y el frío dificultan la conciliación del sueño y favorecen un sueño más superficial.

• Es conveniente instalar una pequeña luz ambiental en la habitación, generalmente situada cerca del suelo para iluminarlo. Una luz tenue no impide el sueño y proporciona un grado de iluminación suficiente para favorecer la orientación del enfermo en la habitación y evitar o minimizar el riesgo de accidentes.

• Antes de acostarse es recomendable evitar cenas copiosas, bebidas estimulantes (café, té, refrescos de cola...) e ingerir muchos líquidos.

• Puede ser útil bañar al enfermo por la noche siempre que esto le relaje.

- Es necesario que orine antes de acostarse para evitar que se tenga que levantar por la noche para ir al cuarto de baño y que presente incontinencia nocturna.
- Si con medios de higiene del sueño como los anteriormente expuestos no se corrige el trastorno, puede ser necesario proporcionarle algún tipo de medicación que le ayude a conciliar el sueño.
- Su médico le indicará el tipo de fármaco más adecuado de acuerdo con las características de la enfermedad y el cuadro clínico del enfermo. Hay que tener cuidado con estas medicaciones porque se asocian con cuadros confusionales y pueden aumentar el riesgo de caídas y fracturas óseas.
- Si usted nota que estas medicaciones le originan disminución del nivel de conciencia, somnolencia diurna, dificultades para orinar o problemas oculares (como dolor), consulte inmediatamente con su médico.
- No administre infusiones tradicionales (tila, manzanilla...) ni otros productos de herbolario sin consultar previamente con su médico.

DELIRIOS Y ALUCINACIONES

Los delirios consisten en ideas equivocadas sobre la realidad. El enfermo puede creer que alguien le quiere hacer daño, que usted ya no le quiere o que él ha hecho algo malo (que ha matado a alguien, etc.).

Las alucinaciones son trastornos de la percepción: consisten en ver, oír, sentir u oler cosas que no existen y que los demás no pueden percibir.

Los delirios y las alucinaciones se producen en las fases moderadas y avanzadas de las demencias. Algunos tipos de demencia se asocian más con estas alteraciones. Algunas circunstancias, como el consumo de fármacos, fiebre, un proceso infeccioso, una lesión cerebral añadida o una depresión pueden provocar o agravar estos trastornos.

¿Qué podemos hacer?

- Procure no contradecir las afirmaciones del enfermo.
- No discuta con el enfermo sobre la irrealidad de sus ideas o percepciones.
- Adopte una actitud tranquila que pueda transmitir seguridad y calma al enfermo.
- Háblele siempre de forma pausada.
- Mantenga siempre contacto visual con él.
- Procure desviar su atención a otros temas distintos del contenido de sus alucinaciones o delirios.
- Si las alucinaciones y delirios no suponen riesgo para el enfermo, la familia o los cuidadores, deje que los manifieste espontáneamente sin intentar modificar su curso.
- Si no reconoce a los familiares, puede ser de utilidad mostrarle fotografías de la familia recordándole los nombres de las personas que aparecen, los lugares y las situaciones, procurando que evoque recuerdos.
- Intente corregir las situaciones que pueden favorecer las alucinaciones y delirios: iluminación excesiva, ruido ambiental, fiebre, ayuno, constipación, déficits visuales (por falta de lentes) o auditivos (por falta de audífonos o alteración en el funcionamiento del mismo).
- Si las alucinaciones se producen coincidiendo con una alteración del nivel de conciencia, agitación, agresividad extrema, etc. acuda con el enfermo a un centro sanitario para que sea valorado por los profesionales sanitarios.
- El médico prescribirá fármacos específicos para solucionar estas alteraciones.
- Si tiene dudas sobre la forma de administrarlos o sobre los posibles efectos secundarios o reacciones adversas, coméntelo con su médico.
- Pida que le informen de las medidas a tomar en estas situaciones.
- En ocasiones excepcionales, especialmente cuando el enfermo puede causarse daño a sí mismo (arrancarse la sonda vesical, férulas, aparatos ortopédicos, etc.) puede ser necesaria la sujeción mecánica. Los profesionales sanitarios le indicarán qué tipos de sujeciones son las más adecuadas y le enseñarán a utilizarlas.

TRISTEZA Y APATÍA

Al inicio de la enfermedad, la persona es consciente de sus olvidos y errores en las tareas habituales. Si además recibe críticas de sus familiares por estos hechos, sufrirá al verse limitada en sus capacidades y censurada en sus actuaciones. Una consecuencia de ello es el sentimiento de frustración. Con el tiempo se volverá irritable, temerosa, triste y sin deseos de ninguna actividad.

¿Qué podemos hacer?

• Hay que asumir la dificultad de modificar o superar esta limitación.

• Cuando hable con el paciente sobre los problemas de memoria y de fallos en otras funciones mentales, hágale ver que siempre estará a su lado para ayudarle.

• Tiene que darle protagonismo, que se sienta útil. Encárguele tareas sencillas que pueda realizar sin problemas. Puede ser interesante que le ayude en la cocina, en el comedor, a realizar la limpieza u otras actividades que haya efectuado a lo largo de su vida.

• Recuerde que las habilidades adquiridas en edades más tempranas habitualmente son las que se pierden más tarde.

• Convénzale para que se incorpore a grupos de actividades, por ejemplo en centros de día, asociaciones diversas, clubes de mayores...

• Fomente las relaciones personales del enfermo con amigos, vecinos, socios de los clubes, etc.

• Permita que tenga contacto con todos los miembros de la familia y que participe en las conversaciones y actividades de la misma.

• Procure que realice algún tipo de ejercicio físico. Caminar 30 minutos al día varios días a la semana puede ser de gran utilidad. Si las circunstancias meteorológicas lo impiden, puede realizar algún ejercicio en casa.

• Tenga siempre una actitud de estímulos positivos hacia el paciente. Refuerce con palabras de aprobación y manifestaciones afectivas (caricias, besos...) las actividades que haya realizado bien.

- Si la tristeza y la desgana persisten o se agravan, consulte con su médico; él podrá prescribir medicación para mejorar el estado de ánimo.

CONDUCTA SEXUAL INADECUADA

Durante la fase intermedia de la enfermedad puede mostrar un comportamiento sexual socialmente inadecuado como desnudarse o caminar desnudo, masturbarse en público, tocamientos a otras personas, palabras obscenas...

¿Qué podemos hacer?

- Hay que recordar que el enfermo no es consciente de lo que hace y por tanto no es responsable ni puede recriminársele su actitud.
- Si se muestra desnudo, invítele de forma amable a que pase a su habitación o a que se vista.
- Si trata de acariciar a alguna persona extraña, explique a ésta que la actitud que muestra es producida por la enfermedad y que le confunde con otra persona.
- Si hace gestos obscenos o se masturba, intente que se distraiga con otra actividad.
- Respete su comportamiento sexual mientras no suponga molestias para los demás.
- Si la conducta sexual no se pudiera controlar, consulte con su médico si puede administrarle algún tipo de medicación que pueda ayudarle a mantener en límites socialmente aceptables su comportamiento.

RIESGO DE ACCIDENTES DOMÉSTICOS

En las fases intermedia y avanzada de la enfermedad aumenta el riesgo de accidentes domésticos, especialmente en la cocina (electrodomésticos, agua, calentadores, gas) y en el cuarto de baño (productos de higiene).

Pueden sufrir quemaduras, electrocuciones, intoxicaciones por fármacos, productos de limpieza, etc.

¿Qué podemos hacer?

• Hay que mantener guardados y seguros los pequeños electrodomésticos (batidoras, cuchillos eléctricos, tostadoras, plancha, etc.).

• Las cerillas y mecheros no deben dejarse a su alcance. Si desea fumar que lo haga siempre en presencia de algún familiar.

• Guardar bajo llave los productos tóxicos: lejía, insecticidas, detergentes, pinturas, disolventes...

• Quitar los pestillos y cerrojos de las habitaciones y cuarto de baño para que no pueda encerrarse en ellos.

• No permita que coja pequeños objetos que pueda tragar inadvertidamente.

• Conviene que los radiadores y estufas estén cubiertos con rejillas para evitar el contacto directo que le cause quemaduras. También es necesario aislar los tubos de agua caliente, señalizándolos.

• Colocar enchufes de seguridad para evitar la electrocución accidental. Evitar, por el mismo motivo, aparatos eléctricos en el cuarto de baño.

ACCIDENTES DE TRÁFICO

Pueden producirse como peatón y como conductor. En el primer caso se originan cuando cruzan la calzada por lugares inadecuados o con el semáforo en rojo. No son conscientes del peligro o llegan a olvidar el significado de las señales.

En el segundo caso, la disminución de reflejos, el enlentecimiento motor y de coordinación, la dificultad para prestar atención a más de un estímulo simultáneamente y la desorientación favorecen los accidentes.

¿Qué podemos hacer?

• En el primer caso, evitar que salga a la calle solo. Recordarle el significado de las señales de los semáforos, pasos de cebra, etc. Evitar que intente correr para cruzar la calle.

• En el segundo caso, si se detecta inseguridad o torpeza en la conducción, las medidas pueden ir desde la recomendación de que no conduzca porque tiene riesgo de accidente (útil sólo en el caso de que su estado mental le permita comprenderlo) hasta quitar de su vista las llaves del coche y, en situaciones peligrosas, la incapacitación y retirada del carnet de conducir.

CAÍDAS

La marcha humana es un comportamiento motor elaborado y aprendido. Su integridad se fundamenta en mecanismos complejos de mantenimiento y coordinación entre equilibrio y desplazamiento del cuerpo. La facilidad de su ejecución en el adulto sano contrasta con el alto grado de elaboración de los procesos que aseguran su funcionalidad. Todas las investigaciones realizadas sobre la marcha humana, tanto en el ámbito biomecánico como en el neurofisiológico, demuestran que las características de la misma varían en función de la edad y la competencia o no del sistema nervioso. La reducción de la longitud y velocidad del paso, el aumento del tiempo de apoyo doble (sobre ambos pies) y el acortamiento de los pasos son las anomalías más frecuentes.

El aprendizaje de la marcha se basa en la adquisición conjunta de la postura y del movimiento. Este desarrollo pasa por varias etapas que conducen a la automatización de los programas motores.

Desde el punto de vista cognitivo, esta adquisición por aprendizaje hace intervenir a la memoria de procedimiento motor, que procesa informaciones basadas en reglas de acción. Su expresión es inconsciente e indisociable de la acción.

Las estructuras cerebrales que intervienen en esta fase de adquisición son, esencialmente, la corteza frontal y parietal, así como otras estructuras situadas en la base del cerebro, llamados núcleos grises centrales.

Las personas con demencia tienen alto riesgo de caídas. Además de su problema neurológico, que va a producir enlentecimiento y otras alteraciones de la postura y la marcha por afectación cortical y subcortical, pueden asociarse otros problemas de salud, como afectación del sistema vestibular por envejecimiento de las estructuras del oído interno, problemas osteoarticulares y defectos visuales como cataratas o degeneración macular.

Otros factores precipitantes son el calzado inadecuado, sofás y camas demasiado altos o bajos, obstáculos en el suelo (alfombras, cables...) y una iluminación insuficiente.

Para valorar el riesgo de caídas se utilizan diferentes escalas como la de Tinetti, el test de forma física o el test «levántate y anda».

Los ítems de la escala de Tinetti informan sobre la evaluación del equilibrio y de la marcha. El test «levántate y anda» da una indicación del enlentecimiento en la realización de los actos de levantarse y caminar, que indica también el grado de deterioro mental.

Las consecuencias de las caídas son, como se ha comentado anteriormente, las fracturas. Las más frecuentes son las de fémur, cúbito y radio, pelvis, vertebrales y costales.

La persona que ha sufrido una caída y una fractura suele presentar el llamado síndrome postcaída, que consiste en el temor a nuevas caídas con limitación progresiva de la movilidad y de la marcha.

¿Qué podemos hacer?

Entre las diferentes estrategias para la prevención de las caídas hay que distinguir entre las dirigidas a actuar sobre el entorno y las establecidas para enseñar a los pacientes y a los cuidadores.

La actuación sobre el entorno incluye las modificaciones necesarias en el hogar para evitar elementos de riesgo:

- Suelo antideslizante.
- Evitar alfombras, especialmente las de pequeño tamaño que no posean sistemas de adhesión al suelo.
- Procurar iluminación suficiente en todas las estancia utilizadas por el enfermo. Las necesidades de luz son, en general, tres veces más elevadas en las personas mayores con demencia.
- Situar los cables y pequeños electrodomésticos en lugares alejados de las vías de paso.
- Evitar tiestos, jarrones u otros objetos decorativos en la habitación del enfermo, pasillos, cuartos de baño, etc.

- Colocar pasamanos en pasillos, escaleras, cuarto de baño (cerca del inodoro y en el perímetro de la bañera o ducha) sin interrupción en su trazado.
- Pueden ser necesarias lámparas suplementarias para evitar zonas de sombra y alternancias de luminosidad que exigen del ojo una adaptación que está enlentecida en la persona mayor.
- El deslumbramiento directo debe ser minimizado bajando persianas o estores. El indirecto también debe suprimirse mediante la evitación de superficies reflectantes.
- Las puertas se perciben mejor si sus colores contrastan con la pintura de la pared o del marco.
- Redundancia de señales: las señales visuales pueden ser acopladas con estímulos auditivos o táctiles.
- Mobiliario: situar los muebles a lo largo de las paredes más que en medio de las habitaciones puede ser una buena precaución para evitar choques.
- Otras ayudas: en personas que han sufrido varias caídas, puede ser útil colocarles prendas acolchadas en las zonas de alto riesgo de fractura o traumatismo, como caderas, codos, rodillas, etc.

Para mejorar la situación del enfermo y enseñar a los cuidadores la ergomotricidad y el cuidado diario, se han diseñado diversos programas como «Gestos y activación para personas mayores», método de Max Abric y Paul Dotte. Con él se pretende, sobre todo, generar autonomía. La particularidad de este método es asociar a los desplazamientos simples de la vida diaria los componentes esenciales de prevención de la caída, ya sea en el comportamiento psicomotor de la persona mayor con problemas en la marcha y demencia, o en el comportamiento de los cuidadores.

Así, por ejemplo, algunos desplazamientos estimulan el oído interno a fin de obtener una duplicación sensorial que venza la inhibición del aparato vestibular. Otros desplazamientos solicitan y estimulan determinados reflejos del sistema nervioso central que favorece el mantenimiento y la constancia de una percepción visual correcta del entorno por estabilización del campo visual.

INMOVILIDAD

En la fase avanzada de la enfermedad, el paciente permanece acostado o sentado mucho tiempo. Las consecuencias de esta disminución de los movimientos son muchos y potencialmente muy graves:

- Se produce atrofia muscular por desuso de las extremidades.
- Aumenta la osteoporosis.
- Se origina rigidez articular (anquilosis) por no mover las distintas articulaciones, tanto de los miembros superiores como de los inferiores, aunque se afectan más las articulaciones de las piernas.
- Aumenta el riesgo de edemas, flebitis y trombosis venosa profunda.
- Se produce o agrava el estreñimiento e impactación fecal.
- Aumenta el riesgo de úlceras por presión sobre las prominencias óseas.
- Aumenta el riesgo de infecciones (cutáneas, urinarias y especialmente, respiratorias). Las neumonías se favorecen por una ventilación pulmonar insuficiente en individuos encamados.
- Si la persona con demencia está escamada, la posición más idónea para que permanezca es la de decúbito supino (mirando al techo), con una almohada que no sea muy alta. Desde esta posición intentaremos cambiar cada dos horas aproximadamente a decúbito prono, es decir boca abajo, y a decúbito lateral, siempre hacia el lado en que no existe ninguna lesión. Es importante también evitar arrugas en la ropa de la cama así como humedades para prevenir lesiones en la piel del enfermo.
- Estos pacientes que permanecen en cama durante mucho tiempo tiende a adoptar posturas en flexión, normalmente de las extremidades superiores e inferiores, que pueden llegar a reformar la normal alineación del cuerpo. Para evitar estas situaciones, siempre que sea necesario, se corregirán las malas posiciones mediante almohadas, toallas, etc. Para evitar la deformidad de la cadera se colocarán almohadas o rodillos hechos con toallas en el lado externo de la pierna.

Todas las extremidades serán movilizadas pasivamente para mantener la función de las articulaciones y para evitar de rigideces articulares. Estas movilizaciones deberán realizarse de forma suave para evitar lesiones.

¿Qué podemos hacer?

- Intente que camine apoyándose en usted o utilizando bastones o andadores.
- Es recomendable que pasee tanto por la mañana como por la tarde. Si puede salir a la calle y camina más tiempo, mejor. Si no pudiera salir, por lo menos que pasee en el interior de la casa.
- Otro ejercicio recomendable es subir y bajar escaleras, siempre que el estado del enfermo lo permita.
- También es conveniente que realice algún tipo de ejercicios gimnásticos suaves en casa. Si es incapaz de hacerlos por sí mismo, puede suplirlos con la realización de ejercicios activos y pasivos de las diferentes articulaciones.
- Cuando la movilidad sea mínima, bien por la evolución de la enfermedad o por las situaciones nuevas que le dejen postrado en la cama (fracturas, infecciones, etc.) evite el encamamiento prolongado y la misma posición, realizando cambios de postura cada 2 horas mientras esté en cama y cambiándole de la cama al sillón durante varias horas al día, tanto por la mañana como por la tarde
- Los cambios de postura realizados en la cama deben permitir que se adopten las cuatro posturas básicas a lo largo del día: boca arriba, boca abajo, sobre el costado izquierdo y sobre el costado derecho.
- Cuando ya existe invalidez total, el enfermo adopta una posición cuasifetal, con las extremidades flexionadas y con rigidez articular que impiden extenderlos. En esta situación hay que utilizar colchones antiescaras, almohadas en las zonas de presión y entre las piernas.

¿CÓMO LE TENEMOS QUE MOVER?

Puede ser complicado movilizar a una persona con un trastorno de la movilidad, especialmente si pesa mucho o está

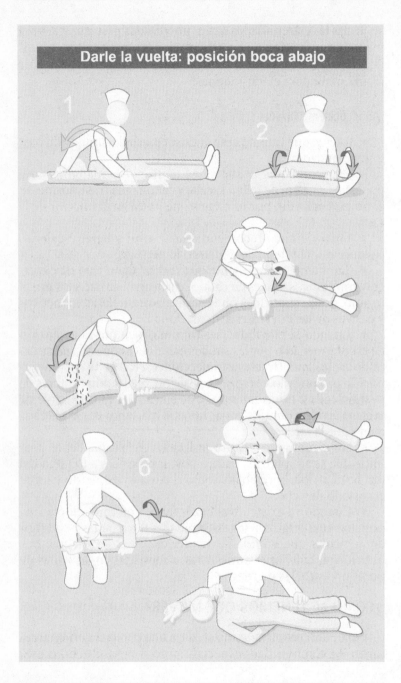

Darle la vuelta: posición boca abajo

agitado. Hay técnicas para las movilizaciones de mayor o menor complejidad que abarcan libros completos.

Movilizaciones habituales

A. DARLE LA VUELTA
POSICIÓN BOCA ABAJO

Los pasos que se explican a continuación los realiza el cuidador situado a la izquierda de la persona encamada:

- Levantar el brazo más alejado hacia la cabeza de la persona acostada.
- Cruzar la pierna más cercana al cuidador sobre la más alejada.
- El cuidador pondrá su mano izquierda, con la palma hacia arriba, debajo del los muslos del enfermo, haciendo palanca con el antebrazo.
- Colocar el brazo más cercano al cuidador encima del vientre del enfermo.
- Pasar la mano derecha por debajo del hombro izquierdo del enfermo y por debajo del cuello hasta alcanzar la axila derecha.
- El cuidador flexionará las rodillas.
- El cuidador comenzará el rodamiento del cuerpo empujando con su propio cuerpo a la vez.
- Actuar con los antebrazo que harán palanca, separando los codos.

B. DARLE LA VUELTA
POSICIÓN BOCA ARRIBA

- Poner el brazo más alejado, flexionado por delante de la cabeza.
- Colocar la cabeza del enfermo de forma que repose en su antebrazo.
- Colocar la mano más cercana al cuidador en el pliegue de la ingle del enfermo.
- Poner la pierna más próximo sobre la otra.
- El brazo derecho del cuidador se colocará entre los dos muslos para hacer palanca.
- El cuidador debe abrazar la cadera con su cuerpo, acercándose a ella.

Darle la vuelta: posición boca arriba

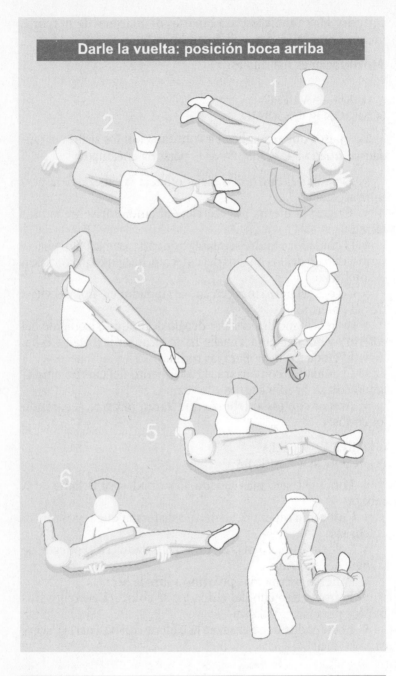

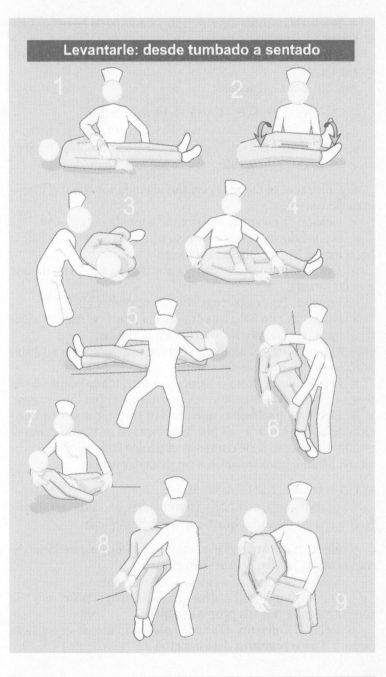

Levantarle: desde tumbado a sentado

- Sujetar la muñeca del enfermo y hacer pasar su brazo bajo su rostro.
- A la vez, se acciona la palanca del antebrazo en la posición que se tenía.
- Continuar la vuelta.

C. LEVANTARLE DESDE TUMBADO A SENTADO

Esta situación se utilizará cuando se necesita que el enfermo pase de estar tumbado en la cama a establecer un posición sentada en una silla y cuando sea necesario ponerle de pie.

- Colocar el brazo más cercano al cuidador sobre el abdomen del enfermo.
- Colocar la pierna más próximo sobre la otra pierna.
- El cuidador debe introducir su mano derecha con la palma hacia arriba bajo el cuello del enfermo.
- Desplazarse hacia la cabeza abrazando a la persona que está encamada.
- Envolver las dos piernas con el brazo libre.
- Hacer, si es posible, que la persona mayor se mire el vientre (levantando la cabeza) y a la vez que la gire.
- Manteniendo el bloque, el cuidador debe apoyar su antebrazo sobre las rodillas del enfermo.
- El cuidador levanta el tronco del entramado poniendo su pierna a modo de silla bajo las piernas de la persona mayor.
- Debido a problemas que puedan surgir, como disminución de la presión arterial por haber estado tumbado durante mucho tiempo, se debe controlar el tronco de la persona encamada durante unos minutos a fin de evitar caídas.

D. LEVANTARLE DESDE UNA SILLA

La técnica que se describe a continuación se utiliza con mayor frecuencia en personas que tienen una hemiplejía.

- Elevar hacia atrás el pie activo del enfermo, quedando lo más cerca de la silla, apoyado en el suelo.
- Agarrar la ropa de la cintura del enfermo.
- El cuidador podrá rodear el pie inactivo con sus pies y la rodilla inactiva con sus propias rodillas.
- Decir al enfermo, si puede colaborar, que se agarre a la cintura o a los hombros del cuidador.

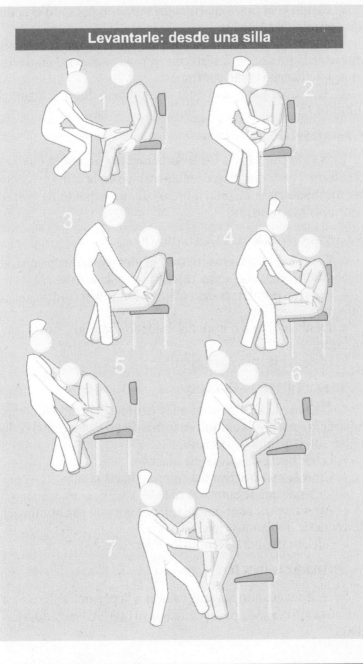

Levantarle: desde una silla

- Bloquear el brazo inactivo del enfermo pegando el codo a la cintura del cuidador.
- Sujetar el codo activo del enfermo con la palma de la mano y tirar de la presa que se hizo con su ropa, usando el cuidador su propio cuerpo como contrapeso.
- Acabar de pie y mantener el equilibrio durante algunos minutos.

E. BAJADAS

Es el caso contrario a los levantamientos. Se utiliza cuando el enfermo, en la posición de estar sentado en la cama, necesita ser tumbado en la misma, o bien, cuando estando de pie, es necesario que se siente.

E-1. PASAR DE SENTADO A TUMBADO

- Colocar el brazo inactivo en el vientre del enfermo; de igual modo, cruzar la pierna inactiva sobre la activa.
- Agarrar por detrás del cuello del hombro contrario del enfermo.
- Deslizar el brazo libre del cuidador bajo los muslos del enfermo.
- Levantar las piernas y girarle.

E-2 PASAR DE PIE A SENTADO

- Colocar la silla pegada a las pantorrillas del enfermo. Agarrar la ropa por la cintura en forma de presa. Sujetar el codo activo con la palma de la mano.
- Echar hacia delante el pie inactivo.
- Girar la mano activa del enfermo hacia la silla.
- Ordenar que se apoye en ella.
- Apoyarse sobre el omoplato, por encima del hombro, y descenderle doblándose hacia delante.
- Adelantarse para permitirle enderezase.

E-3 ENDEREZAMIENTO

Se realizan cuando hay que colocar a la persona enferma en una posición cómoda para ella, debido a que ha resbalado hacia abajo.

Pasar de sentado a tumbado

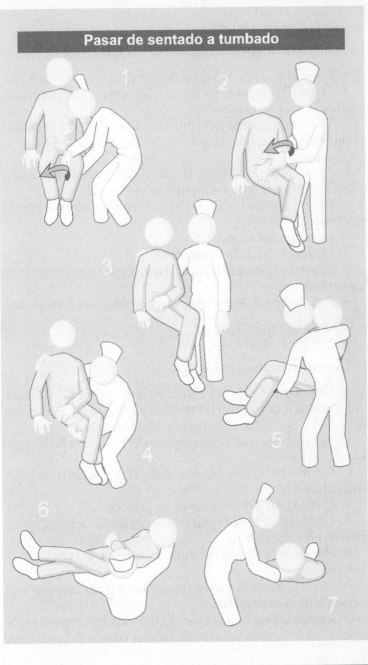

E-4 ENDEREZAMIENTO
DEL ENFERMO ACOSTADO

Se precisan dos personas para realizar esta técnica.

• Colocar una mano bajo el omoplato y otro bajo la nalga.
• Juntar las frentes de los cuidadores, manteniendo la espalda lo más recta posible.
• Deslizar la pierna del cuidador más cercana a la cabeza del enfermo lateralmente y a la vez flexionar la rodilla de la otra pierna.
• Llevar, cada cuidador, la mano que estaba en el omoplato, hacia la curvatura superior de la espalda.
• Hacer levantar la cabeza del enfermo para que se mire el vientre.
• Hacer un balanceo.
• Deslizarle hacia la cabecera.
• Conservar siempre la posición de frente contra frente de los cuidadores.
• Bajar la cabeza del enfermo con cuidado y sacar las manos.

E-5 ENDEREZAMIENTO
DEL ENFERMO SENTADO

Los pasos a seguir son los siguientes:

• Retrasar los pies del enfermo, doblándole las rodillas. Colocarse por detrás con las rodillas apoyadas en el respaldo de la silla y neutralizar los brazos del enfermo.
• Agarrar sus muñecas, pasando el cuidador los brazos bajo las axilas.
• Echarse hacia delante buscando el límite del desequilibrio delantero.
• El cuidador deberá tirar en su dirección.
• Después, deberá erguirse, rectificando la postura del enfermo si es necesario.
• Flexionar la pierna del enfermo más alejada del cuidador.
• Situar el pie de la pierna flexionada bajo la curvatura de la rodilla de la otra pierna.
• Sujetar la rodilla de la pierna flexionada, empujando al mismo tiempo, para colocar de lado el tronco del enfermo.

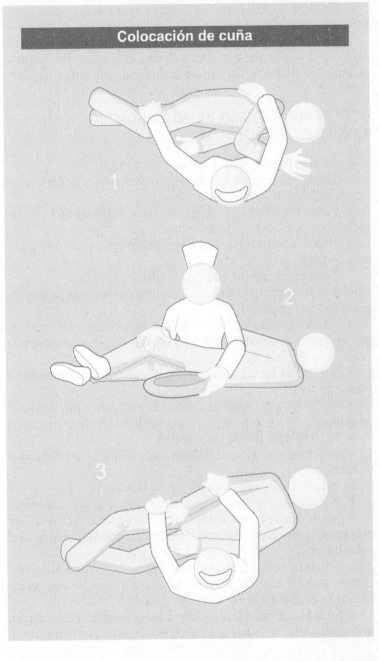

Colocación de cuña

- Colocar la cuña como muestra la figura de la página anterior.

- En caso de no poder flexionar la pierna, se coloca la pierna del enfermo más alejada del cuidador, cruzada sobre la otra, tal como indica el tercer dibujo de la figura en la página anterior.

¿CÓMO PODEMOS MEJORAR LA COMUNICACIÓN CON EL ENFERMO?

- Es importante mantener contacto visual con él.
- Hay que dirigirse a él de frente, sonriendo o con expresión amigable, mirándole a los ojos.
- Puede ser útil mantener simultáneamente contacto físico, tocando o sujetando el brazo o la mano.
- Hable con tono pausado, utilizando frases cortas y palabras sencillas.
- Evite ruido ambiental que le distraiga.
- Diríjase siempre a él utilizando su nombre o su parentesco (padre, papá...)
- Utilice estímulos visuales para que comprenda mejor: por ejemplo, enseñarle un trozo de pastel y preguntarle a la vez «¿quieres pastel?».
- No hablar fuerte o con gritos porque se puede asustar o puede agitarse.
- No preguntarle varias cosas a la vez: hasta que no haya respondido a la primera pregunta no le formule la segunda.
- No hable de forma imperativa.
- Sugiérale cosas o actividades, dele tiempo para decidirse y contestar.
- Acepte cualquier respuesta y no discuta con él.
- No recrimine sus olvidos ni le fuerce a que recuerde.
- No se centre en los comportamientos incorrectos si cree que habrá una respuesta negativa. Dígale con claridad lo que debe hacer.
- Cuando tenga que realizar alguna actividad (lavarse, comer, vestirse..., sitúese frente a él para que imite sus gestos (llevar la cuchara a la boca, ponerse la ropa, etc.).
- En la fase avanzada, cuando ya no comprenda el lenguaje, procure utilizar más los gestos, especialmente la expresión de

la cara y mantener contacto físico con el enfermo, como acariciándole o tomándole de la mano.

¿CÓMO SE PUEDE MEJORAR LA MEMORIA?

Hay diversas técnicas para mejorar la memoria. En el centro de salud y en los centros sociosanitarios suele haber talleres de memoria para mejorar esta función. Es conveniente que el enfermo acuda a estos centros tanto para realizar ejercicios de memoria como de otras funciones cognitivas. Intente averiguar qué ejercicios realizan para hacerlos también en casa.

¿Qué podemos hacer?

Algunos de estos ejercicios de memoria son:

- Revisar el álbum de fotos familiares. El enfermo debe describir las fotos (estimulación visual del registro), recordar los nombres de las personas o lugares que aparecen (conservación) y agrupar las fotos por ramas familiares (organización del recuerdo).
- Comentar las noticias y fotografías del periódico o revistas: conservación mediante asociación y repetición e integración del recuerdo.
- Contar historias al enfermo para que las explique a otros (por ejemplo, sus nietos) utilizando sus propias palabras.
- Explicar procedimientos aprendidos por el enfermo en su infancia o juventud (este recuerdo se mantiene mucho más tiempo que los sucesos recientes). Ejemplos: recetas de cocina, manejo de herramientas de trabajo, etc.
- Evocación de sucesos ocurridos en épocas pasadas y vividos por el enfermo. Evitar recuerdos desagradables o tristes: guerra, fallecimiento de seres queridos...
- Utilizar olores conocidos para repasar recuerdos (estímulo sensorial del registro).
- Hacer pasatiempos: sopas de letras, crucigramas, dibujos, juegos de cartas, dominó, ajedrez, rompecabezas (referencia espacial del recuerdo).
- Recordar lugares visitados: ciudades donde ha viajado, calles de su ciudad, países...

• Clasificar objetos: fotografías, cubiertos, ropa para planchar, libros...

• Repasar en voz alta los lugares visitados en el paseo (referencias temporales del recuerdo).

• Repasar en voz alta listas de elementos: lista de la compra, ingredientes de una comida, cuadros y adornos de una habitación, etc. (estructuración e integración del recuerdo).

• Recordar oraciones, tabla de sumar o multiplicar, listas de ríos, provincias, etc. aprendidos en la infancia.

¿CÓMO SE PUEDE MEJORAR LA ORIENTACIÓN?

La desorientación está favorecida por el vagabundeo, el caminar sin rumbo fijo, la intranquilidad o la presencia de problemas físicos (estreñimiento, molestias urinarias, hambre, sed...).

¿Qué podemos hacer?

• En primer lugar hay que valorar si existe alguno de los elementos anteriores para corregirlos.

• Si se encuentra nervioso háblele de forma tranquila para intentar sosegarle.

• Si se pierde en la casa no le regañe: ayúdele a encontrar el lugar que buscaba.

• Evite que salga solo fuera de casa para evitar fugas o extravíos.

• Determinados fármacos pueden favorecer la desorientación. Comente con su médico el problema para que le informe y asesore.

• Coloque en la casa calendarios con números grandes, relojes grandes, letreros con figuras en las puertas (cocina, cuarto de baño, habitación) para que sepa dónde dirigirse.

• Puede situar en el suelo flechas adhesivas para indicarle la salida. También puede colocar letreros luminosos que indiquen «salida», «cocina», «cuarto de baño».

• Procure orientarle varias veces al día respecto al día y hora y al lugar donde está mientras lo relaciona con rutinas diarias: «son las 2 de la tarde y es la hora de comer», etc.

¿CÓMO SE PUEDEN MEJORAR LAS FUNCIONES EJECUTIVAS?

Las funciones ejecutivas comprenden el conjunto secuencial de conductas que determinan la realización completa de una actividad. Los enfermos que tienen alteraciones en el lóbulo frontal presentan el llamado «síndrome disejecutivo» en el cual están alteradas las secuencias para llevar a cabo un determinado comportamiento.

Para mejorar la función ejecutiva, entendida como planificación de actividades orientadas a la realidad diaria y a las necesidades del enfermo, se establecen unos objetivos de actuación.

¿Qué podemos hacer?

- Identificar el problema que queremos mejorar: vestido, comida, higiene...
- Elección de las mejores estrategias para conseguir que el enfermo realice la secuencia de actos necesaria: por ejemplo, orden que se tiene que poner el vestido, cómo cortar los alimentos con cuchillo y tenedor antes de comerlos, etc.
- Actuar según una estrategia establecida que ha resultado eficaz: indicarle los movimientos que tiene que hacer siempre de la misma manera y en el mismo orden, realizarlos con el enfermo simultáneamente para que imite los gestos, etc.

¿CÓMO SE PUEDEN MEJORAR OTRAS FUNCIONES COGNITIVAS?

Entre ellas destacan el lenguaje, lectura y escritura, cálculo y atención.

Existen programas específicos para cada una de estas funciones. Si predominara un déficit concreto sería necesario contar con el asesoramiento de un neuropsicólogo o terapeuta ocupacional para corregirlo, mejorarlo o enlentecer su deterioro.

Si el déficit cognitivo es global, la estrategia a seguir sería la realización de programas de estimulación cognitiva diseñados específicamente para las demencias.

¿Qué podemos hacer?

Como apoyo de estos programas en casa se pueden realizar diversas ayudas:

- Que el paciente lea todos los días (periódico, libros...) y que comente lo que ha leído. Los fragmentos de lectura deben ser cortos para que no olvide lo que ha leído a la hora de hacer los comentarios.
- Realización de dictados o copia de letras y textos.
- Realización de dibujos copiados de una muestra.
- Ejercicios aritméticos: cuentas y pequeños problemas.
- Ejercicios de lenguaje: buscar sinónimos y antónimos de palabras, comentar sucesos leídos o vistos en televisión.
- Hacer pasatiempos como sopas de letras y crucigramas.

¿QUÉ SON LAS ACTIVIDADES DE LA VIDA DIARIA?

Son las tareas que habitualmente realiza una persona sana para conservar su integridad física y su actividad social.

Se clasifican en actividades básicas (alimentación, higiene, eliminación, vestido...) y actividades instrumentales (manejar dinero, hacer la comida, usar el trasporte, usar el teléfono, etc.).

Las distintas actividades se van desarrollando desde niños: las más elementales en los primeros años de vida; las más complejas en etapas sucesivas.

Las demencias producen interferencia en la realización de las actividades de la vida diaria.

En las fases avanzadas, las demencias impiden al individuo la realización autónoma de estas actividades y lo hacen totalmente dependientes de los cuidados de la familia o de los profesionales sanitarios.

Las actividades de la vida diaria en el transcurso de una demencia se pierden en el orden inverso en que se han adquirido. Las actividades instrumentales son las primeras que se pierden. Las básicas son las últimas en afectarse. Entre ellas la última en perderse es la alimentación (que es la primera en adquirirse).

ALIMENTACIÓN

Las personas con demencia presentan trastornos del comportamiento alimentario. En las primeras fases presentan aumento del apetito. En fases siguientes comen un número de veces superior al normal porque no recuerdan que ya han comido. En las fases avanzadas pueden tener anorexia que se asocia a dificultades para la masticación y la deglución.

Por la pérdida de autonomía para alimentarse, la ingestión de alimentos es menor. Estos factores se añaden a alteraciones metabólicas, derivadas de la enfermedad y de sus consecuencias, y originan pérdida de peso y modificación de la composición corporal, con disminución de la masa corporal.

¿Qué podemos hacer?

• Proporcionar una dieta variada, rica en proteínas, para evitar la destrucción muscular, y en fibra para impedir el estreñimiento y la impactación fecal.

• Los alimentos deben ser de preparación sencilla y fáciles de masticar y tragar.

• Es imprescindible que tengan un aporte adecuado de líquidos. La cantidad recomendada es aproximadamente de 30 cm^3 por kilo de peso. Si hace mucho calor o el enfermo tiene fiebre o suda por cualquier circunstancia hay que aumentar la ingesta de líquidos.

• Conviene tener horarios fijos para las comidas y un ambiente tranquilo. Las personas con demencia necesitan más tiempo para comer por el enlentecimiento motor y cognitivo.

• Hay que respetar en lo posible los gustos y preferencias del enfermo.

• Con frecuencia tienen dificultad para identificar sabores (hipogeusia). Para hacer más sabrosos los alimentos pueden condimentarse con diferentes especias.

• Procure comer con el enfermo, situándose frente a él. Así podrá imitar sus gestos para manejar los cubiertos y comer.

• Si se atraganta al comer alimentos sólidos o tiene dificultades para masticar, se pasará a una alimentación triturada o en purés. Si tiene dificultades para tragar líquidos se pueden dar gelatinas de distintos sabores, fáciles de tragar, para que mantenga la ingestión correcta. También pueden mezclarse espesantes con la alimentación para favorecer la deglución.

• Si es incapaz de tragar es necesaria la alimentación por sonda nasogástrica: se administran los alimentos triturados finamente o líquidos a través de una jeringa conectada a la sonda. Después hay que inyectar agua para evitar que la sonda se atasque.

• Cuando existe algún déficit nutricional hay que corregirlo oportunamente, siguiendo las instrucciones del médico.

¿QUÉ PROBLEMAS NUTRICIONALES PUEDEN TENER?

• Déficit de agua: como se ha señalado antes, se recomiendan 30 cm^3 por kilo de peso corporal. Esta cantidad debe aumentarse en situaciones de exposición a calor, fiebre, sudoración, vómitos o diarrea.

• Déficit de proteínas: algunas personas pueden tener problemas para la absorción de nutrientes. Las proteínas pueden verse afectadas tanto por mala absorción como por dieta inadecuada o desequilibrada. Se recomiendan 1-2 gramos de proteína de alto valor biológico por kilo peso y día, dependiendo de la situación del enfermo. En caso de desnutrición proteica, habrá que llegar a esa cantidad mediante suplementos en forma de batidos. Si el enfermo presenta insuficiencia renal habría que reducir la cantidad de proteínas diaria, siempre siguiendo las recomendaciones de su médico.

• Déficits de vitaminas: las más frecuentes son los de vitamina B$_{12}$, ácido fólico y vitamina C. Con una alimentación variada es poco habitual que se presenten. Si así ocurriera, pueden utilizarse suplementos vitamínicos también bajo la supervisión de su médico.

• Déficit de calcio: la cantidad recomendada es de 1-2 gramos al día dependiendo de la existencia o no de osteoporosis. Deben utilizarse lácteos, incluso los enriquecidos con calcio.

• Las grasas saturadas y los azúcares deben restringirse o eliminarse por el riesgo de diabetes, hipercolesterolemia y obesidad.

• Hay que controlar periódicamente el peso y el estado nutricional. Existen escalas para valorar el estado nutricional. Son utilizadas en atención primaria y especializada.

HIGIENE

En las fases iniciales de la enfermedad el enfermo puede realizar de forma autónoma su propio cuidado. No obstante, es importante la prevención de posibles accidentes en el cuarto de baño.

¿Qué podemos hacer?

• Es preferible utilizar la ducha a la bañera, tanto si el enfermo es autónomo como si precisa ayuda parcial o totalmente.

• No debe dejarse solo al enfermo en el cuarto de baño, especialmente si está en la bañera.

• Hay que ayudar al enfermo al entrar y salir de la bañera.

• Conviene que exista suelo o alfombras antideslizantes, así como agarradores o barandillas cerca de la bañera o de la ducha.

• También hay que situar alfombras u otros dispositivos antideslizantes en la bañera y la ducha.

• Pueden colocarse en la bañera asientos de baño. En las duchas pueden situarse sillas de plástico para que el enfermo esté más cómodo y facilitar su aseo.

• Hay que lavar todo el cuerpo, incluyendo el pelo, poniendo especial énfasis en la zona anogenital, probablemente la más sucia por las posibles incontinencias.

• Es necesario establecer una rutina para el baño o la ducha basada en los hábitos previos del enfermo.

• Hay que preparar la bañera o ducha y los demás utensilios para la higiene antes de que el enfermo esté en el cuarto de baño.

• La higiene debe ser completa y debe incluir cabello, boca, aparato genital, uñas de manos y pies.

• Siga los consejos del prólogo sobre la forma más adecuada para cortar las uñas de los pies.

• Después de la higiene, seque bien al enfermo: la humedad de la piel favorece la colonización por hongos.

• Después del secado utilice una crema emoliente para evitar que la piel se reseque y para mantener la hidratación de la misma.

¿QUÉ VESTIDOS SON MÁS CONVENIENTES?

Con el transcurso de la enfermedad, el enfermo tendrá problemas para elegir la ropa y para vestirse.

Es importante que la ropa que lleve le proteja tanto del frío como del calor.

¿Qué podemos hacer?

• Escoger ropa cómoda, que no le oprima en ninguna parte del cuerpo. Evitar ropa complicada de poner.

• La ropa debe favorecer la transpiración manteniendo el cuerpo a una temperatura estable.

• Debe ser fácil de poner y quitar: conviene que este provista de velcro y botones grandes.

• Para desvestirse debe colocar la ropa en orden, para que le resulte más fácil luego volverse a vestir. Se pueden colocar las diferentes prendas en perchas separadas para identificarlas mejor.

• El calzado que utilice debe también ser fácil de poner y quitar –sin cordones– y debe poseer suela antideslizante para prevenir las caídas.

• Es preferible dejar en el armario del enfermo únicamente las ropas correspondientes a la estación en la que esté y retirar las predas inútiles o que utiliza muy poco.

• Los tejidos de las prendas deben ser lavables en lavadora y fáciles de planchar.

• Siga siempre una rutina para ayudar a vestirle o desvestirle cuando no lo pueda hacer solo.

• Lave con frecuencia la ropa para evitar malos olores e infecciones.

¿HAY QUE MANTENER EL CUIDADO DEL ASPECTO PERSONAL?

Además de la higiene básica es necesario que el enfermo mantenga un aspecto agradable tanto para sí mismo como para los demás. Eso reforzará su autoestima y facilitará el contacto con las demás personas.

¿Qué podemos hacer?

Respetando siempre sus preferencias y costumbres anteriores pueden ser útiles algunos detalles:

- Cuidado de uñas: bien cortadas y limpias
- Utilización de laca de uñas en las mujeres.
- Cuidados de peluquería tanto para hombre como para mujeres.
- Afeitado cuidadoso en los hombres.
- Depilación en las mujeres (fase inicial e intermedia)
- Utilización de sus perfumes favoritos.
- Cuidar los detalles de adorno en trajes y vestidos y complementos.
- Lápiz de labios.
- Medias (si se le pueden poner bien)
- Zapatos de tacón: evitarlos por el riesgo de caídas. Utilizar en todo caso zapatos de medio tacón con suela antideslizante.

¿CÓMO HAY QUE DISPONER EL CUARTO DE BAÑO?

En el cuarto de baño se pueden producir muchos accidentes. Por este motivo hay que acondicionarlo de forma que se eviten situaciones de peligro para el enfermo.

¿Qué podemos hacer?

- No guarde medicamentos en el cuarto de baño.
- Ponga suelo antideslizante.
- Sitúe alfombrillas en la bañera o en la ducha.
- Mantenga una luz tenue durante toda la noche para que esté iluminado y el enfermo no tropiece.
- Reduzca al mínimo los objetos de aseo (cepillo y pasta dentrífica, jabón, toallas...). Los demás elementos para la higiene y el cuidado, como gel de baño, afeitadora, cuchillas, cortauñas, etc., estarán guardados y sólo se le proporcionarán al enfermo cuando lo precise.
- Situar siempre los objetos en el mismo lugar. Una vez usados, volverlos a colocar en el mismo sitio. Esta rutina favorece el recuerdo.

- Situar una agarraderas cerca de la bañera y de la ducha para que el enfermo pueda sujetarse al entrar y salir de los mismos y mientras permanece en ellos aseándose.
- Tome las precauciones necesarias para mantener la seguridad eléctrica del cuarto de baño.
- Precauciones en el cuarto de baño:

BAÑERA

- Tiras antideslizantes pegadas en el fondo de la bañera.
- Ducha flexible más manejable para lavarse.
- Agarradera para facilitar la entrada y salida.
- Quitar la alfombra de baño sobre la que pueda resbalarse.

DUCHA

- Tiras antideslizantes en el suelo.
- Barras laterales para agarrarse.

MATERIAL DE ASEO

- Reducir al mínimo todos los útiles de aseo: toallas cepillo de dientes, jabón, tubo dentífrico.

LUZ DE AMBIENTE O NOCTURNA PERMANENTE.

¿POR QUÉ TIENEN INCONTINENCIA URINARIA?

Para el control de la micción es necesario que exista integridad del sistema nervioso central y periférico y de las estructuras anatómicas pelvianas y de la vejiga urinaria.

Las zonas del sistema nervioso central que intervienen en el control de la micción son:

- Corteza cerebral. El área cortical en relación con la inervación del músculo detrusor, encargado de la contracción de la vejiga, se sitúa en el lóbulo frontal: áreas 6 y 8 de Brodmann. Las zonas que controlan el músculo estriado de la vejiga se sitúan en la corteza sensitivomotora (áreas 4, 3, 2, y 1 de Brodman).
- Tronco cerebral: es esta estructura se encuentra el centro pontino de la micción.

- Cerebelo: modula la actividad motora.
- Tálamo: llegan a él estímulos sensitivos procedentes del cuerpo.
- Sistema límbico: recibe información de todas las vías sensitivas procedentes del tálamo y de él salen también vías que llegan a las áreas corticales y pudendas.

En las demencias se encuentran alteradas las áreas corticales y el sistema límbico con lo que se produce incontinencia aunque la vejiga y las zonas adyacentes no presenten alteraciones.

¿Qué podemos hacer?

Para el control de la incontinencia urinaria en las personas con demencia podemos realizar una serie de intervenciones.

A) MEDIDAS GENERALES

- Levantamiento precoz: la limitación de la actividad favorece la atrofia muscular y la incontinencia porque el paciente no llega pronto al aseo aunque perciba la necesidad de orinar.
- Procurar un acceso fácil al aseo, eliminando cualquier tipo de barrera ambiental (arquitectónica, iluminación, inodoro de altura inadecuada, etc.).
- Vestir al enfermo con prendas sencillas adaptadas a su destreza manual para que pueda manejarlas bien.
- Atender con rapidez las llamadas del enfermo solicitando ir al cuarto de baño.
- Cuando el enfermo no sea capaz de percibir la necesidad de orinar, establecer momentos concretos para ir al cuarto de baño y esperar a que realice una micción.

B) MEDIDAS DE CARÁCTER SINTOMÁTICO

- Son medidas inespecíficas del tipo de incontinencia para corregir o drenar los escapes de orina. Se trata de dispositivos que mejoran la calidad de vida del enfermo aunque no corrijan su problema.
- Los dispositivos son: absorbentes, colectores de goteo para varones, conductivos, sondas o catéteres vesicales, colectores peneanos.

C) MEDIDAS DE CARÁCTER FARMACOLÓGICO

Se utilizan diversos fármacos para impedir la incontinencia.

• Tienen el inconveniente de que algunos producen retención urinaria y estreñimiento.

• Sólo deben usarse bajo prescripción médica y con la información suficiente proporcionada por el médico sobre sus efectos secundarios.

De las 3 medidas anteriores, las más utilizadas son las de tipo sintomático:

• Los dispositivos absorbentes son los más usados. Mantienen al enfermo seco y confortable y protegen la ropa de los escapes de orina. Algunos no evitan el problema de los olores.

• Los colectores absorbentes de goteo para varones son dispositivos en forma de bolsa o copa que rodea al pene y absorbe pequeñas cantidades de orina.

• Los dispositivos oclusivos previenen o disminuyen la incontinencia mediante la compresión de la uretra. Precisan la colaboración del enfermo –dudosa en las demencias en fase intermedia y avanzada– y de los cuidadores.

• Los dispositivos conductivos transportan la orina hacia un receptáculo, habitualmente una bolsa, para su almacenamiento. Pueden ser sondas vesicales o colectores, en forma de preservativo.

MATERIAL Y ACCESORIOS PARA LA INCONTINENCIA URINARIA

MATERIAL	CARACTERÍSTICAS	CUIDADOS
ABSORBENTES	Recto Anatómico con malla	Cambio según las necesidades
PAÑAL ABSORBENTE	Capacidad de absorción diferentes Adaptables Medidas diversas	Higiene Evitar desplazamientos
ENTREMETIDA	Capacidad de absorción diferente, según tipo Adaptables Diversas medidas Poseen cinta de sujeción Cintas adhesivas reposicionables	Cambio según necesidades Higiene Colocación que facilita el movimiento
EMPAPADOR	Absorbente Impermeable Fija y absorbe los líquidos aislando la humedad	Cambio según necesidades Higiene
COLECTOR MASCULINO	Ajustable. Refuerzo. Suave. Elástico Medidas diferentes Con tiras adhesivas con aplicador	Cambio cada 24 horas y según las necesidades. Escoger diámetro apropiado. Evitar compresión
SONDAS VESICALES RÍGIDAS	Compuestas de polivinilo. Punta recta o acodada sin globo. Tienen sólo una vía	Colocadas por profesionales sanitarios Requiere cuidados especiales. Mayor riesgo de infecciones
SONDA VESICALES FLEXIBLES	Punta acodada o recta Poseen un globo inflable en la punta. Tienen dos o tres vías. Son de látex o silicona. Conectadas a bolsa de recogida de orina	Igual que la anterior

¿POR QUÉ SE PRODUCE LA INCONTINENCIA FECAL?

La incontinencia fecal es la imposibilidad para impedir que se expulsen las heces de forma involuntaria. Los mecanismos de producción de incontinencia fecal son similares a los de incontinencia urinaria. Las alteraciones cerebrales que se presentan en las demencias alteran áreas corticales, límbicas y del tronco cerebral que controlan la defecación.

¿Qué podemos hacer?

• Mantener un régimen de hábitos periódicos en el cuarto de baño. Por ejemplo, después del desayuno o comida, aprovechando un reflejo llamado gastro-cólico y que consiste en el aumento del peristaltismo del colon después de la distensión gástrica producida por la ingestión de alimentos, sentar al enfermo en el inodoro hasta que haga deposición.

• Si la estrategia anterior falla, deben utilizarse los sistemas absorbentes tipo pañal. Hay que comprobar periódicamente si el enfermo ha efectuado deposición para cambiar el pañal. El contacto continuo de las heces con la piel de la región perianal puede producir irritación y favorecer las infecciones urinarias.

• Hay que extremar la limpieza de la región perianal después de la deposición y secar bien la zona para evitar tanto las infecciones urinarias como las maceraciones de la piel y la colonización por hongos.

¿QUÉ ES LA IMPACTACIÓN FECAL?

Consiste en el acúmulo de las heces en la ampolla rectal y sigma, que quedan endurecidas y el enfermo es incapaz de expulsar por sí solo. La impactación se ve favorecida por una dieta pobre en fibra y escasa en líquidos, por inmovilidad y por el uso de laxantes de forma crónica.

Para valorar la existencia de impactación fecal (fecaloma) hay que seguir los siguientes criterios:

• Piense que el intestino está obstruido si el enfermo presenta uno o más de los siguientes signos y síntomas:

–Diarrea.

–Excreción continua de líquido por el recto.

–Dolor rectal y cólicos abdominales.

–Deseo insatisfecho de defecar.

–Estreñimiento.

–Distensión abdominal.

–Masa dura y palpable en el bajo vientre.

–Varios días sin efectuar de posición.

Para confirmar la presencia de impactación fecal, se efectúa una exploración manual del recto. Para ello se necesita un guante de exploración y una crema lubricante. En primer lugar, explique al enfermo lo que va a hacer. Después, coloque al enfermo en decúbito lateral. Después, colóquese un guante en la mano que vaya a utilizar y lubrique abundantemente el dedo índice con una crema apropiada. Introduzca el dedo lubricado en el recto.

Sabrá que existe un fecaloma si es imposible introducir completamente el dedo en el recto. Ante esta situación póngase en contacto con el equipo de atención primaria. Los profesionales de este equipo, bien el médico o la enfermera le indicarán lo que debe hacer.

¿Qué podemos hacer?

- Aumentar en la dieta el consumo de frutas y verduras, cereales integrales o salvado de trigo.
- Insistir en que beba al menos 2 litros de líquido al día aunque no tenga sed (estos enfermos, por afectación de una zona del hipotálamo, no notan la sed).
- Moverle para caminar, ya que el ejercicio favorece el tránsito intestinal.
- Seguir una rutina para ir a la misma hora al cuarto de baño.
- Cuando el enfermo no hace deposición es necesario aplicar enemas y en ocasiones extremas la extracción manual de las heces compactadas.
- Si existe estreñimiento y se han producido episodios de impactación fecal puede ser necesario el uso de enemas o laxantes de diversos tipos (aumentadores de la masa fecal sólo o

asociados a fármacos que aumentan los movimientos del intestino, sustancias que atraen líquido al intestino, etc.). Siempre tienen que usarse con prescripción, control y seguimiento médico.

• Para la administración de enemas siga las siguientes pautas:

–Respete al máximo la intimidad del paciente.

–Coloque un empapador debajo de sus nalgas para proteger las sábanas. Sitúe al enfermo en decúbito lateral izquierdo con las rodillas flexionadas.

–Indíquele que respire de forma lenta y profunda mientras le aplicar el enema.

–Lubrique convenientemente el extremo del tubo que deba introducir en el recto con una crema hidrosoluble. Introduzca suavemente el extremo del tubo para no lesionar la mucosa rectal.

–Interrumpa periódicamente la perfusión del enema para evitar una sobrecarga de líquido

¿CÓMO SE PUEDEN PREVENIR LAS COMPLICACIONES?

Como se ha indicado anteriormente, la causa más frecuente de muerte de estos enfermos son las infecciones y entre ellas, las de origen urinario y sobre todo las neumonías e infecciones respiratorias.

¿Qué podemos hacer?

• Vacunar al enfermo anualmente de la gripe. Puede ser muy recomendable la vacuna antineumocócica.

• Evitar la inmovilidad que favorece las neumonías por disminución en la ventilación pulmonar.

• Evitar los atragantamientos y no dejar que el enfermo se acueste inmediatamente después de comer: las dos situaciones favorecen las neumonías por aspiración bronquial de contenido digestivo.

• Mantener una higiene cuidadosa de la región perianal y genital para disminuir el riesgo de infecciones urinarias.

• Siempre que sea posible, no utilizar sondas vesicales. Cambiar los pañales de incontinencia en cuanto estén mojados con orina o manchados con heces.

• Vigilar el estado de la piel para detectar úlceras por presión. Vendar las zonas afectadas favorece la infección de las úlceras y de la piel por unos gérmenes que se denominan anaerobios y que originan destrucciones amplias de tejidos y gangrena.

• Consulte a su médico cuando tenga fiebre, tos y expectoración o dificultad para respirar, color morado de los labios y dedos, disminución del nivel de conciencia o cuadro de confusión o agitación. Puede que esté padeciendo una neumonía o una infección generalizada con origen en el aparato urinario.

¿QUÉ SON LAS ÚLCERAS POR PRESIÓN?

Son lesiones de la piel producidas cuando se ejerce una presión sobre un plano o prominencia ósea, provocando un bloqueo sanguíneo en esta zona. Como consecuencia de la falta de sangre se produce una degeneración rápida de los tejidos.

El mecanismo de producción de las úlceras se basa en la alteración del riego sanguíneo de la zona por una causa externa:

• Presión directa: ejercida de forma perpendicular.

• Presión tangencial: ejercida en sentido contrario al desplazamiento del enfermo sobre un plano duro.

Normalmente, los pacientes con demencia avanzada que permanecen mucho tiempo acostados o sentados, están sometidos a fricción y a fuerzas de cizallamiento, además de presión. Al producirse el desplazamiento del paciente sobre un plano, cama, silla, etc. se ejercen sobre la piel esas fuerzas tangenciales llamadas «fuerzas de cizallamiento» que actúan especialmente sobre la región sacra y los talones.

Si la presión que se ejerce sobre la piel supera la presión capilar media (28-38 mmHg) es suficiente para dañar el tejido, si se mantiene durante un tiempo prolongado (generalmente a partir de dos horas).

Cuando la presión ejercida sobre la piel iguala a la presión capilar media se produce una isquemia (falta de sangre) en la zona y aparecen los signos característicos:

- Edema (aumento de líquidos).
- Eritema (coloración rojiza por vasodilatación de los capilares sanguíneos).
- Flictena (formación de ampollas).
- Erosión (pérdida de continuidad de la piel de forma parcial).
- Escara.
- Úlcera.

Además de la presión, intervienen:

- Factores internos:
-Favorecen la aparición de úlceras por presión los trastornos circulatorios, la malnutrición proteica, la incontinencia urinaria y fecal y la diabetes.

- Factores externos:
-Fármacos que disminuyen la movilidad, corticoides que disminuyen las defensas, falta de higiene, uso de productos irritantes de la piel, como jabones inadecuados, materiales usados en sábanas (arrugas), tipo de colchón...

El riesgo de úlceras por presión se valora por diversas escalas. Entre las escalas más utilizadas se encuentran la escala de Norton y la escala de Arnell.

ESCALA DE ARNELL				
Variable	**0**	**1**	**2**	**3**
Estado mental	Despierto y orientado	Desorientado	Letárgico	Comatoso
Incontinencia (se dobla la puntuación)	No	Ocasional, nocturna o por estrés	Urinaria solamente	Urinaria y fecal
Actividad (se dobla la puntuación)	Se levanta de la cama sin problemas	Camina con ayuda	Se sienta con ayuda	Postrado en cama
Movilidad (se dobla la puntuación)	Completa	Limitación ligera	Limitación importante	Inmóvil
Nutrición	Come de forma satisfactoria	Ocasional-mente rechaza la comida	No suele tomar ninguna comida completa	No come. Alimentación parenteral solamente
Aspecto de la piel	Bueno	Área enrojecida	Pérdida de continuidad de la piel. Úlcera de grado I	Edema. Discontinui-dad de la piel. Úlcera de grado II
Sensibilidad de la piel	Presente	Disminuida	Ausente en las extremidades	Ausente

¿Qué podemos hacer?

A) Prevención.
B) Tratamiento.

A) PREVENCIÓN

- Eliminar o reducir la presión. Se consigue mediante:
 –Cambios de postura.
 –Medios complementarios.
- Soporte textil antidecúbito.
- Cojines.
- Colchón hinchable alternante, que consta de bandas neumáticas que se inflan alternativamente y cuyo objetivo es desplazar los puntos de presión.
- Utilización de apósitos protectores de piel que evitan el efecto de la presión tangencial. Útiles para zona sacra y cadera.
 –Actuación sobre factores de riesgo generales: incontinencias, desnutrición, higiene, etc. Según lo comentado en cada apartado.

B) TRATAMIENTO

Desbridamiento: consiste en eliminar el tejido muerto. Puede ser quirúrgico o con fármacos. Este desbridamiento y las curas posteriores siempre debe hacerlo un médico o una enfermera, especialmente entrenado en este problema de salud.

¿CÓMO SE PUEDE ADAPTAR EL HOGAR CUANDO TENEMOS UNA PERSONA CON DEMENCIA?

Las adaptaciones deben hacerse según surjan las necesidades o los problemas. Los grandes cambios del entorno pueden perjudicar su orientación y producirle confusión al no poder reconocer las novedades introducidas.

Hay que tener presente que a lo largo de la enfermedad surgirán diversos problemas y habrá que hacer modificaciones frecuentes. Por ello es conveniente que las obras que se realicen sean suficientemente flexibles para que puedan adaptarse a los nuevos requerimientos. Consulte con su médico o con su enfermera las adaptaciones a realizar. El trabajador social le informará si estas obras pueden ser financiadas por el sistema de salud o los servicios sociosanitarios.

¿Qué podemos hacer?

A) EN EL DORMITORIO

• Subir la cama unos 20-30 cm para facilitar la movilización y los diversos cuidados cuando no pueda moverse. Ello le ayudará también a prevenir las lesiones de su espalda.

• Ya se ha indicado anteriormente que debe existir una correcta iluminación de la habitación; dejar un piloto de luz permanente por la noche, señalizar la puerta con carteles o con cambios en la pintura, evitar alfombras o fijarlas al suelo para evitar que resbale y caiga.

• Fijar la lámpara de noche a la pared o a la mesilla para evitar que pueda tirarla.

• Instalar un sistema fácil de manipular para encenderla y apagarla.

• Colocar la cama de tal manera que el enfermo pueda subir y bajar por ambos lados.

• Evitar alfombras al pie de la cama o, al menos, dejarlas. Instalar luz nocturna permanente para evitar desorientaciones y agitación.

• Colocar bandas en el suelo que le indiquen el camino para salir del dormitorio.

• Evitar espejos o cubrirlos para que no se asuste cuando se mire en ellos y no se reconozca.

B) EN LA COCINA

• Sustituir los aparatos de gas por eléctricos. Si esto no es posible, instalar un aparato detector de fugas de gas. Cerrar la llave general del gas durante la noche o poner sistemas de seguridad para evitar que pueda abrirla.

• Calentador: bloquearlo en posición intermedia para evitar que salga agua demasiado caliente y se queme.

- Cerrar el frigorífico con cerradura y llave.
- Guardar los electrodomésticos pequeños cuando no se utilicen.
- Mantener los objetos cortantes en lugar seguro.
- Utilizar vajilla y vasos irrompibles o de plástico.
- Suelo antideslizante y seco para evitar caídas.

C) EN EL BAÑO

- Se han indicado anteriormente las modificaciones y precauciones a tener en cuenta.

D) EN LAS HABITACIONES

- Disponer medidas de seguridad en las ventanas y balcones para evitar posibles precipitaciones.
- Señalizar adecuadamente la salida con carteles, señales luminosas u otras medidas como pintar de colores las puertas, etc.
- Cerrar con llave los armarios que puedan contener objetos de valor.

¿EXISTEN OTRAS MEDIDAS DE SEGURIDAD?

Las medidas de seguridad siempre tienen que diseñarse y utilizarse según las necesidades detectadas. No hay que excederse en las medidas si no surgen necesidades específicas.

¿Qué podemos hacer?

- Mantener a oscuras las zonas de la casa donde no se quiere que pase.
- Utilizar pasamanos en pasillos y escaleras.
- Iluminar con pilotos el suelo de las escaleras y pasillos.
- Evitar objetos con los que pueda tropezar.
- No poner espejos: con frecuencia no puede reconocerse y puede pensar que se trata de otra persona la que se refleja en el espejo y asustarse.
- En algunos lugares (por ejemplo, residencias) los enfermos llevan un dispositivo magnético y se dispone de detecto-

res en las puertas de acceso al edificio. Al pasar el enfermo por la puerta emite una señal acústica y/o luminosa.

• Es conveniente contar con un seguro de hogar.

• Es necesario que el enfermo lleve siempre una placa o tarjeta de identificación, fácilmente accesible, donde figuren sus datos personales y se avise de que padece una demencia.

¿QUÉ CUIDADOS HAY QUE TENER CON LA MEDICACIÓN?

Estos enfermos toman habitualmente varias medicaciones por diversos problemas de salud. Por su enfermedad y las circunstancias que concurren, son más sensibles a la acción de los fármacos y son frecuentes tanto los efectos secundarios y las reacciones adversas.

¿Qué podemos hacer?

• Cumplir estrictamente las prescripciones del médico y los consejos de la enfermera en relación con la dosis de medicación y las condiciones de administración.

• Solicitar información al médico o a la enfermera sobre los posibles efectos secundarios de la medicación prescrita.

• Si se detectan estos efectos secundarios o bien aparecen reacciones no previstas, informar inmediatamente a su médico.

• No dejar los medicamentos al alcance del enfermo.

• Para mayor comodidad, puede ser conveniente disponer de dispensadores o estuches de pastillas para guardar con antelación los medicamentos que necesitará durante el día o la semana y prepararlos con antelación suficiente.

• Los efectos secundarios más frecuentes de los fármacos más utilizados son:

   –Medicamentos para las alteraciones de conducta: disminución del nivel de conciencia, estado de confusión, retención urinaria, estreñimiento.

   –Los medicamentos llamados neurolépticos producen movimientos anormales –distónicos– y alteraciones del nivel de conciencia en los enfermos con demencia por cuerpos de Lewy.

–Medicamentos para tratar la enfermedad de Alzheimer: pueden producir intolerancia gástrica y afectación hepática.

–Medicamentos para la hipertensión: mareos, síncopes.

–Medicamentos para prevenir las trombosis: hemorragias en la piel, en las encías, etc. Las lesiones de la piel se producen con pequeños traumatismos.

¿SON CONVENIENTES LOS ANIMALES DOMÉSTICOS?

Se ha demostrado en estudios efectuados en residencias que las personas internadas –muchas con deterioro cognitivo– se encontraban mejor si tenían un animal de compañía.

Siempre que sea posible y las circunstancias ambientales y el estado general del enfermo lo permitan, la presencia de un animal de compañía resulta beneficiosa para la calidad de vida y la situación del enfermo, especialmente en la fase inicial e intermedia de la enfermedad.

Antes de decidirse por un animal concreto (perros, gatos y pájaros habitualmente), hay que considerar también los cuidados que deben proporcionarse al animal y quién se los va a proporcionar.

¿EN QUÉ ACTIVIDADES RECREATIVAS DEBE PARTICIPAR?

En las que le gusten, pueda llevar a cabo sin peligro y pueda participar sin sentirse rechazado.

Las actividades que impliquen movimiento son beneficiosas para prevenir la inmovilidad y sus consecuencias. Los juegos y actividades en grupo favorecen la socialización, el contacto con otras personas y la afectividad. Las tareas manuales enlentecen el deterioro de las habilidades prácticas y las actividades intelectuales (leer, escribir, resolver crucigramas, etc.) previenen la progresión rápida del deterioro cognitivo.

AUNQUE PUEDA ESTAR BIEN CONTROLADO, ¿PUEDE DESCOMPENSARSE?

Las causas de descompensación son múltiples y sus características variables. Entre las causas más frecuentes se encuentran: disminución del nivel de conciencia, trastornos de la conducta, alteraciones metabólicas, deshidratación, infecciones, agitación y agresividad, crisis familiar, sobredosificación y reacciones adversas a fármacos, etc.

¿Qué podemos hacer?

- Ante todo, averiguar la causa de estas alteraciones: comprobar si tiene fiebre si ha efectuado deposición, si ha orinado...
- Comprobar si ha tomado alguna cosa por su cuenta, por algún descuido nuestro: fármacos, productos de limpieza, bebidas alcohólicas, etc.
- Administrar la medicación prescrita en ocasiones similares.
- Si el estado en que se encuentra es muy llamativo o no responde a la medicación habitual, acudir a los servicios de urgencia.

¿DÓNDE HAY QUE ATENDER AL ENFERMO?

En la fase inicial de la enfermedad, los responsables del tratamiento, cuidado y educación para la salud del enfermo con demencia son las unidades de atención primaria. Desde aquí se solicitarán interconsultas a las unidades de atención especializada, bien en ambulatorios o en las consultas de los centros hospitalarios, en los servicios de neurología o geriatría.

Una vez establecido el diagnóstico e iniciado el tratamiento, el seguimiento de los enfermos se realiza por atención primaria o bien por las unidades de atención familiar ampliada, que son responsables de la atención domiciliaria. Estas unidades están formadas por el médico, la enfermera y el trabajador social.

La función de enfermería es esencial tanto para la educación para la salud del paciente y del cuidador o cuidadora principal, enseñándoles los conocimientos y habilidades necesarias para la realización de las actividades de la vida diaria: medidas de higiene, consejos sobre alimentación, cuidados de la piel y prevención de úlceras por presión, administración adecuada de medicamentos, cuidados de las sondas vesical o nasogástrica, control de las incontinencias, consejos sobre los sistemas absorbentes más adecuados a las necesidades del enfermo, detección de los signos de alarma, etc.

Por su parte, el trabajador social será el encargado de activar y coordinar los recursos sociales disponibles e indicados para cada situación.

¿Qué podemos hacer?

Si su médico ya conoce el problema se simplifican mucho las cosas, pues ya tomará las iniciativas pertinentes. Si el médico de atención primaria no conoce al enfermo –por ejemplo porque está desplazado de su residencia habitual y vive con un familiar– éste debe comentar que tiene en casa a un enfermo con demencia y solicitar las visitas de la unidad de atención familiar y el asesoramiento del centro de salud para todas las necesidades que puedan surgir.

La comunicación habitual con el equipo sanitario de atención primaria le ayudará en el manejo del enfermo y disminuirá su preocupación por él.

¿CUÁNDO HAY QUE ACUDIR AL MÉDICO?

Al inicio de los síntomas de la enfermedad, para llegar al diagnóstico correcto. No todas las alteraciones de la memoria y de otras funciones cognitivas se deben a una demencia: puede tratarse de otros procesos como depresión o trastorno de la memoria asociado a la edad. Además, no todas las demencias son irreversibles.

Con el diagnóstico adecuado se podrá precisar el origen de las alteraciones que presenta el enfermo y poner los tratamientos adecuados que, en algunos casos, pueden suponer la curación de los síntomas que presenta.

También hay que acudir al médico cuando surjan complicaciones tanto biológicas como de comportamiento, en las fases de descompensación aguda de la enfermedad y siempre que requiera consejo o ayuda.

En la fase final de la enfermedad debe consultar con el médico las medidas a tomar para conseguir una muerte digna y sin sufrimientos.

Si el enfermo fallece en su domicilio, el médico de familia deberá cumplimentar el certificado de defunción. Tenga un certificado a mano cuando esté cerca el final de su vida. Evitará así demoras en la tramitación del entierro y otras gestiones relacionadas. Se adquieren en las farmacias.

También es importante que acuda al médico cuando note agotamiento o piense que los acontecimientos están sobrepasando su capacidad de resistencia. Los profesionales sanitarios le aconsejarán lo que debe hacer y le proporcionarán las ayudas adecuadas.

¿EXISTEN OTROS RECURSOS ASISTENCIALES PARA LAS PERSONAS CON DEMENCIA?

Además de los tratamientos y cuidados proporcionados por las unidades de atención primaria y especializada hay otras instituciones que pueden representar una ayuda importante para estos enfermos, especialmente en las fases inicial e intermedia de la enfermedad. Son los hospitales de día y los centros de día. En los primeros se realizan seguimientos y controles del enfermo y de los problemas de salud asociados a la demencia: valoración del estado general, evolución del deterioro cognitivo, valoración de procesos agudos intercurrentes, tratamientos y cuidados que no pueden realizarse en el domicilio, etc. Al mismo tiempo, pueden acudir a las unidades de terapia ocupacional. Los centros de día están dirigidos especialmente a la estimulación cognitiva: talleres de memoria, atención, funciones ejecutivas, etc. Estas labores las realizan en general psicólogos y terapeutas ocupacionales.

En algunos centros sociosanitarios existen monitores de tiempo libre que mantienen a estos enfermos entretenidos en diversas actividades.

En algunos lugares hay centros de día que funcionan a la manera de guarderías: tienen durante unas horas a estos enfermos en talleres de estimulación cognitiva o en actividades recreativas mientras los familiares o cuidadores están en sus trabajos respectivos.

¿SE PUEDE ACUDIR A OTROS ESPECIALISTAS?

Las personas con demencia, especialmente si son mayores, presentan muchos problemas de salud que pueden estar encubiertos por la enfermedad más importante que es la demencia. Además, por su deterioro cognitivo, a veces no pueden explicar las molestias que tienen.

En cualquier caso, no se debe discriminar a estos enfermos por padecer una demencia y deben tener asegurada la asistencia sanitaria para cualquier problema de salud. Si tienen trastornos motores o musculoesqueléticos deber acudir a los centros o unidades de rehabilitación y fisioterapia.

Para valorar la colocación de prótesis y mejora de la deambulación es necesaria la intervención de traumatología. Los déficits visuales y auditivos deberán ser estudiados por oftalmología y otorrinolaringología, que prescribirán las medidas correctoras adecuadas. No debe descuidarse la visita periódica al odontólogo y al podólogo para detectar problemas de salud específicos a los que, con demasiada frecuencia, no se les presta la debida atención.

¿CUÁNDO HAY QUE INGRESARLES EN UNA RESIDENCIA?

No se precipite en ingresar al enfermo en una residencia. Habitualmente estará más cómodo en casa, rodeado del afecto de su familia y en un medio mucho más acogedor que cualquier residencia.

En los casos de difícil manejo domiciliario o cuando se ha producido el agotamiento familiar es cuando debe plantearse la institucionalización.

Esta decisión de ingresar a un ser querido en una residencia es difícil y puede provocar sentimientos de culpa.

¿Qué podemos hacer?

- Ante todo valore las circunstancias del enfermo y las suyas propias. Calcule si puede seguir cuidando bien al enfermo.
- Siempre debe prevalecer el mayor bien e interés del enfermo sobre otras consideraciones.
- Antes de que la enfermedad haya evolucionado mucho y sea necesaria la institucionalización urgente, debe acudir a su centro de salud para que le asesoren en los trámites que debe realizar y solicitar una plaza en las residencias existentes. En los centros públicos o privados concertados, por la gran demanda existente, tardarán varios meses en poder ingresarle. Sea, pues, precavido.
- Busque residencias que estén próximas a su domicilio, así podrá visitar con frecuencia a su familiar.
- Recabe información sobre la residencia en la que va a ingresar para asegurarse de que reúne las condiciones que considera indispensables.
- Visite la residencia y hable con los responsables de la misma. Es necesario que exista una buena comunicación con los profesionales sanitarios que, desde el momento del ingreso, serán responsables de sus cuidados.
- Los primeros días del ingreso son los más difíciles para el enfermo por su dificultad para adaptarse a situaciones nuevas. Visítele con mucha frecuencia y esté tiempo suficiente con él.
- Anime a los demás familiares y a los amigos del enfermo para que le visiten.
- No deje nunca *aparcado* a su familiar en una residencia. No es justo ni ético. Además, sus responsabilidades éticas y legales no terminan con la institucionalización.

¿CUÁNDO HAY QUE INCAPACITARLE LEGALMENTE?

Cuando una persona pierde por la demencia su capacidad de obrar, que es la posibilidad de ejercer sus derechos y cumplir sus deberes, es necesaria la incapacitación legal.

Una persona con demencia establecida no puede, por ejemplo, otorgar testamento, vender o comprar fincas, efectuar donaciones etc. Por ello y para defender sus derechos y evitar situaciones en las que pueda ser perjudicado en sus bienes o incluso en su persona hay que proceder a la incapacitación legal.

¿Qué podemos hacer?

• En primer lugar, hay que iniciar el expediente de incapacitación a través de una demanda que debe presentarse en el juzgado de primera instancia correspondiente al domicilio del enfermo. Quienes inician el trámite son los demandantes y el enfermo es el demandado. Las personas obligadas a instar la incapacitación son, por este orden, el cónyuge o los descendientes, los ascendientes y hermanos, el Ministerio Fiscal si las anteriores personas no existen o no lo han solicitado, pudiendo cualquier persona ponerlo en su conocimiento.

• Son preceptivas las intervenciones de abogado y procurador y el proceso se denomina juicio declarativo de menor cuantía.

• Si no se dispone de recursos económicos para iniciar los trámites se pueden solicitar abogado y procurador de oficio, que tramitarán la justicia gratuita y el procedimiento principal.

• Hay que aportar como documentación necesaria el poder otorgado al abogado y al procurador, salvo que sean de oficio, las certificaciones requeridas del registro civil relativas a nacimiento, fallecimiento de cónyuge, matrimonios, y estado civil del enfermo.

• También hay que presentar un certificado médico con el diagnóstico de la enfermedad.

• Una vez iniciado el procedimiento, será necesaria la comparecencia de las partes implicadas y existe la obligación de llevar al enfermo al juzgado, salvo imposibilidad documentada y certificada, para que el juez examine personalmente al enfermo. También tendrá que explorarle un perito médico para que diagnostique sobre su enfermedad e incapacidad.

• Tras un tiempo de pruebas el juez dictará una sentencia en la que declara al enfermo incapaz. Esta sentencia se inscribirá posteriormente en el registro civil y, si procede, en los registros mercantil y de la propiedad.

- Una vez incapacitado el enfermo, hay que nombrar un tutor, papel que recaerá en los familiares más próximos.
- Una vez nombrado el tutor, éste toma posesión del cargo, que es de derecho público y se inscribe también en los registros. En los siguientes 60 días hay que presentar un inventario de los bienes del enfermo.
- En el régimen de tutoría hay que pedir autorización judicial para internar al tutelado, vender sus bienes, aceptar donaciones o herencias, etc.
- Anualmente hay que rendir cuentas en el juzgado sobre la administración de los bienes del tutelado.

¿Y SI EL ENFERMO NO ES DEL TODO INCAPAZ?

Cuando se diagnostica a una persona de algún tipo de demencia, antes de que pierda la capacidad mental por el desarrollo de la enfermedad, una posibilidad de actuación antes de proceder a la incapacitación es conseguir que otorgue un poder general a favor de una o mas personas para que actúen en su nombre. Este poder sólo debería ser válido mientras el enfermo se pudiera regir a sí mismo aunque no esté prevista la terminación del poder otorgado.

¿Qué podemos hacer?

- Como estas cuestiones legales pueden tener diversas interpretaciones, siempre buscando el mayor provecho del enfermo, consulte a un abogado experto en cuestiones de derecho civil para que le asesore en los trámites y acciones legales a realizar para evitar errores o falsas interpretaciones.

¿PUEDE HACER TESTAMENTO O MODIFICAR EL OTORGADO?

Aunque esté diagnosticado de demencia, mientras tenga capacidad intelectual suficiente, puede y es conveniente que otorgue testamento para evitar complicaciones posteriores. También es recomendable que otorgue escritura pública para reflejar las disposiciones que considere oportunas, como quién desea como tutor, cómo gestionar sus bienes durante la tutoría, etc.

¿Qué podemos hacer?

• Ante todo hay que informar al enfermo sobre el diagnóstico de su enfermedad y su previsible evolución. Es una tarea muy complicada y no exenta de momentos dolorosos. Pese a todo y en previsión de los posibles problemas que se pueden plantear en el futuro es necesario hablar de los temas señalados: tutoría, incapacitación, disposiciones testamentarias y administración de los bienes durante la tutoría.

• Haber informado al enfermo y haber tomado las decisiones de acuerdo con su voluntad evitará remordimientos y culpas en el futuro.

¿ QUÉ SON LAS ASOCIACIONES DE FAMILIARES DE PACIENTES CON ENFERMEDAD DE ALZHEIMER Y OTRAS DEMENCIAS?

Como su propio nombre indica, son agrupaciones de personas que tienen como nexo común la existencia de un familiar afectado por algún tipo de demencia.

Desarrollan una importante labor en el asesoramiento y la ayuda directa a los familiares de estos enfermos, ofreciendo su propia experiencia personal y también el consejo legal, las ayudas profesionales y, en ocasiones, la colaboración de voluntarios en cada momento de la enfermedad. En cada comunidad autónoma y en numerosas ciudades existen estas asociaciones o delegaciones.

¿Qué podemos hacer?

• Cuando se confirme el diagnóstico de su familiar, de la misma forma que debe ponerse en contacto con su centro de salud, infórmese acerca de la asociación de familiares más cercana y coménteles su situación y las dudas que pueda tener en ese momento.

• Mantenga contacto frecuente con ellos y participe en las actividades que desarrollan.

• Sería recomendable que colaborara con ellos ofreciendo su consejo y su apoyo a otras personas que se encuentren en la misma situación.

¿Y SI YA NO PUEDO MÁS?

Cuidar a un enfermo con demencia supone un trabajo extraordinario y una carga emocional muy importante. En ocasiones se produce agotamiento y sensación de no poder soportar más esa situación. Existen señales que indican la necesidad de cuidados para el cuidador. Estas señales son:

• Problemas del sueño: dificultades para conciliar el sueño, despertares de madrugada, somnolencia diurna, etc.

• Pérdida de energía, sensación de fatiga continuada.

• Aislamiento social por estár pendiente todo el día del enfermo.

• Consumo excesivo de bebidas estimulantes, tabaco, medicamentos para el insomnio o para el tratamiento de la ansiedad.

• Problemas físicos: palpitaciones, mareos, problemas digestivos, dolores de espalda.

• Problemas de memoria y dificultades para la concentración.

• Disminución del interés por actividades placenteras y entretenimientos habituales antes de hacerse cargo del cuidado del enfermo.

• Pérdida de interés por los amigos.

• Problemas psíquicos como irritabilidad, enfados, alteraciones del estado de ánimo, tendencia al llanto, intranquilidad, pensamientos negativos, etc.

• Enfados y agresividad verbal con otros miembros de la familia y, en ocasiones, con el propio enfermo.

Para valorar la situación del cuidador se utiliza la escala de Zarit.

ESCALA DE ZARIT

Entrevista sobre la carga del cuidador

Nombre:..Fecha:.......................

Instrucciones: a continuación se presenta una lista de afirmaciones, en las cuales se refleja cómo se sienten, a veces, las personas que cuidan a otra persona. Después de leer cada afirmación, debe indicar con qué frecuencia se siente usted: así nunca, raramente, algunas veces, bastante a menudo o casi siempre. A la hora de responder piense que no existen respuestas acertadas o equivocadas, sino tan sólo su experiencia.

0 = nunca
1 = rara vez
2 = algunas veces
3 = bastantes veces
4 = casi siempre

1A. ¿Cree que su familiar le pide más ayuda de la que realmente necesita?

2A. ¿Cree que debido al tiempo que dedica a su familia no tiene suficiente tiempo para usted?

3 A. ¿Se siente agobiado por la presión de cuidar a su familiar y tratar de cumplir otras responsabilidades de su trabajo?

4 B. ¿Se siente avergonzado por la conducta de su familiar?

5 B. ¿Se siente enfado cuando está cerca de su familiar?

6 B. ¿Piensa que su familiar afecta negativamente a su relación con otros miembros de su familia?

7 A. ¿Tiene miedo de lo que el futuro depare a su familiar?

8 A. ¿Cree que su familiar depende de usted?

9 B. ¿Se siente tenso cuando está cerca de su familiar?

10 A. ¿Cree que su salud se ha resentido por cuidar a su familiar?

11 A. ¿Cree que no tiene tanta intimidad como le gustaría debido a su familiar?

12 A. ¿Cree que su vida social se ha resentido por cuidar su familiar?

13 A. ¿Se siente incómodo por desatender a sus amistades debido a su familiar?

14 A. ¿Cree que su familiar parece esperar que usted sea la persona que le cuide, como si usted fuera la única persona de quien depende?

15 C. ¿Cree que no tiene suficiente dinero para cuidar a su familiar además de sus otros gastos?

16 C. ¿Se cree incapaz de cuidarle por mucho más tiempo?

17 B. ¿Siente que ha perdido el control de su vida desde la enfermedad de su familiar?

18 B. ¿Desearía poder dejar el cuidado de su familiar a otros?

19 B. ¿Se siente indeciso sobre qué hacer con su familiar?

20 C. ¿Cree que debería hacer más por su familiar?

21 C. ¿Cree que podría cuidar mejor de su familiar?

22 A. Globalmente, ¿se cree sobrecargado por el hecho de cuidar a su familiar?

¿Qué podemos hacer?

• Cuando se dé cuenta de que le están ocurriendo algunas de estas cosas, acuda a su médico y exponga el problema. Puede necesitar ayuda profesional tanto del médico como de otros profesionales como el psicólogo.

• No se culpabilice por esta situación ya que es comprensible el agotamiento cuando se lleva tiempo sometido a tensión.

• Puede ser precisa la colaboración de otros familiares en el cuidado del enfermo.

• Los servicios sociales de su comunidad autónoma y del ayuntamiento disponen de ayudas domiciliarias para la realización de los cuidados básicos del enfermo.

• Si no dispone de información suficiente, el trabajador social de su centro de salud o los servicios sociales del ayuntamiento y de su comunidad podrán informarle de los tipos de ayuda y las condiciones de acceso a esta prestación.

¿CUÁNDO PODEMOS SABER QUE SU FIN ESTÁ CERCA?

No hay criterios definidos ni se puede predecir con exactitud este momento doloroso. No obstante, en la fase avanzada de la enfermedad, que se caracteriza por un deterioro cognitivo muy importante con alteración de la capacidad del enfermo para comunicarse con el medio y con una dependencia total para la realización de las actividades de la vida diaria, para el control de esfínteres, para el aseo personal, para la deambulación espontánea o soportada y para la alimentación, se puede hablar ya de fase terminal.

En esta fase, la evolución a la muerte es irreversible en un tiempo más o menos largo que puede superar o no los seis meses, dependiendo de las complicaciones que se presenten.

Es una situación de debilidad biológica extrema en la que inciden con relativa frecuencia complicaciones infecciosas o metabólicas que no responden adecuadamente a tratamientos enérgicos de nutrición y antibióticos de forma que su instauración no modifica el pronóstico final ni las expectativas de vida, pues la situación basal de la enfermedad es la responsable del pronóstico.

Los indicadores de la fase terminal son:

• Una función cognitiva inferior a seis puntos en el Mini Mental Examination de Foltein/Lobo, o un deterioro cognitivo tal que imposibilite su realización.
• Un deterioro global del automantenimiento del sujeto expresado como:
  –Una puntuación superior a 13 en el Demential Rating Scale.
  –Una situación de dependencia para la realización de todas las actividades básicas de la vida diaria.

–Fase siete de la clasificación de Reisberg.

Ante esta situación, el objetivo de de las intervenciones sanitarias será favorecer todas aquellas situaciones que proporcionen bienestar a las personas enfermas, evitando aquellas que puedan provocarles sufrimiento.

En términos generales, se considera que determinadas intervenciones sanitarias pueden ocasionar en el enfermo malestar y sufrimiento.

Entre estas intervenciones se encuentran las sondas gástricas, la canalización de vías venosas, la restricción física de los movimientos, las curas de úlceras por presión sin analgesia adecuada, la ausencia de control de síntomas como las dificultades respiratorias o el estreñimiento. Estas situaciones no conllevan una mejora de la situación del enfermo cuando éste se encuentra en fase terminal.

La instauración de los cuidados paliativos en la fase terminal de la enfermedad no pretende omitir tratamientos, sino modificar la forma en que acontece el proceso de morir, favoreciendo que éste se produzca sin sufrimiento.

La aplicación de un programa de cuidados paliativos, dirigido al control de todos los síntomas que provoca malestar, por ejemplo el dolor, el estreñimiento, la dificultad respiratoria, los cuidados de la boca, de la piel y de la incontinencia urinaria.

Los programas de cuidados paliativos se dirigen desde los centros de atención primaria y desde unidades hospitalarias dirigidas a este fin. Al mismo tiempo, los cuidados paliativos suponen también un apoyo adecuado a la familia del enfermo para favorecer su actuación en esta etapa de la enfermedad en la que ya está presente la evolución a la muerte en un tiempo más o menos previsible.

Sin la colaboración de la familia no pueden realizarse cuidados en la fase terminal de estas enfermedades.

¿Qué podemos hacer?

• En primer lugar aceptar el desenlace de la enfermedad, aunque resulte difícil y doloroso.

- Si el paciente se encuentra ingresado en el hospital para el tratamiendo de un proceso agudo y la demencia está muy avanzada, no se recomienda su ingreso en las unidades de cuidados intensivos. Sólo prolongaría una supervivencia sin calidad de vida.

- Tampoco están indicadas las técnicas de reanimación cardiopulmonar por el mismo motivo.

- Hay que procurar que el enfermo esté bien atendido en sus últimos momentos, más que intentar tratamientos agresivos que no mejoran la enfermedad y, además, pueden producir complicaciones y causar sufrimiento tanto al enfermo como a la familia.

- La decisión sobre las medidas a tomar en caso de situación terminal debe corresponder a los familiares de acuerdo con los profesionales sanitarios que atienden al enfermo.

- No se sienta culpable por la muerte del enfermo ni piense que se ha podido hacer más: procurar los cuidados necesarios que mantengan una aceptable calidad de vida y una muerte digna es más importante que conseguir días o meses de supervivencia.

- Una alternativa al ingreso hospitalario en la fase terminal de la enfermedad son las unidades de cuidados paliativos y los equipos domiciliarios de soporte.

- En estas unidades pueden controlar prácticamente todos los síntomas de la enfermedad y evitar el sufrimiento del enfermo.

- Actualmente, están vigentes las denominadas directrices anticipadas o «testamento vital».

- En estos documentos, suscritos por las personas cuando son mentalmente competentes, se expresa su deseo de no recibir determinados tratamientos, aunque ello conlleve un acortamiento de la vida.

- En un futuro no muy lejano habrá personas con demencia que, antes de desarrollar la enfermedad, habrán decidido las medidas a tomar respecto a su enfermedad y a sus últimos momentos.

- Estos documentos facilitarán la labor de los profesionales sanitarios que no instaurarán tratamientos que vayan en contra de los deseos del enfermo.

• Se han remarcado los derechos de las personas en situación terminal, tanto para aquellos que padecen enfermedad de Alzheimer o cualquier otra enfermedad. Es la llamada Declaración de los Derechos de los Enfermos Terminales.

DECLARACIÓN DE DERECHOS

DECLARACIÓN DE LOS DERECHOS DE LOS ENFERMOS TERMINALES

Michigan Inservice Education Council

- Tengo derecho a ser tratado como un ser humano vivo hasta el momento de mi muerte.

- Tengo derecho a mantener una sensación de optimismo, por cambiantes que sean mis circunstancias.

- Tengo derecho a ser cuidado por personas capaces de mantener una sensación de optimismo.

- Tengo derecho a expresar mis sentimientos y emociones sobre mi forma de enfocar la muerte.

- Tengo derecho a participar en las decisiones que incumben a mis cuidados.

- Tengo derecho a esperar una atención médica y de enfermería continuada, aún cuando los objetivos de curación deban transformarse en objetivos de bienestar.

- Tengo derecho a no morir solo.

- Tengo derecho a no experimentar dolor.

- Tengo derecho a que mis preguntas sean respondidas con sinceridad.

- Tengo derecho a no ser engañado.

- Tengo derecho a disponer de ayuda de y para mi familia a la hora de aceptar mi muerte.

- Tengo derecho a morir con paz y dignidad.

- Tengo derecho a mantener mi individualidad y a no ser juzgado por decisiones mías que pudieran ser contrarias a las creencias de otros.

- Tengo derecho a discutir y acrecentar mis experiencias religiosas y o espirituales, cualquiera que sea la opinión de los demás.

- Tengo derecho a esperar que la inviolabilidad del cuerpo humano sea respetada tras mi muerte.

- Tengo derecho a ser cuidado por persona solicitas, sensibles y entendidas que intenten comprender mis necesidades y sean capaces de obtener satisfacción del hecho de ayudarme a afrontar mi muerte.

- Tengo derecho a ser asistido espiritualmente de acuerdo con mi religión.

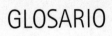

GLOSARIO

A

Accidente cerebrovascular: Esta enfermedad está causada por la lesión de los vasos sanguíneos del cerebro. Y dependiendo de la parte afectada, un accidente cerebrovascular puede producir una pérdida en el habla o la parálisis de una parte del cuerpo como un brazo o una pierna.

Adversos, efectos: Son resultados negativos o nefastos.

Agudo: Que ocurre en breve espacio de tiempo con; comienzo rápido; severo; fuerte.

Alucinación: Percepción de gran viveza que aparece en ausencia de un estímulo sensorial relevante. Las percepciones pueden afectar a cualquiera de los sentidos, de forma aislada o conjunta. Los fenómenos alucinatorios son una característica de la esquizofrenia y la manía, así como de los estados de intoxicación por marihuana, cocaína, anfetaminas, alucinógenos, alcohol y sustancias inhaladas.

Alzheimer, enfermedad de: Enfermedad neurodegenerativa progresiva que afecta aproximadamente al 10 por 100 de los sujetos mayores de 65 años y al 20 por 100 de los mayores de 80 años de edad. La EA explica aproximadamente la mitad de todos los casos de demencia senil. La EA se caracteriza por un empeoramiento progresivo de la capacidad cognitiva (la memoria, la abstracción y el razonamiento) y por cambios de la personalidad y de la conducta (depresión, agitación, síntomas paranoides, insomnio, vagabundeo, desvaríos y agresión). El trastorno del lenguaje es un síntoma central, cuyo signo más precoz es el deterioro de la fluidez verbal.

Ambivalencia: Estado de ánimo, transitorio o permanente, en el que coexisten dos emociones o sentimientos opuestos, como el amor y el odio.

Aminoácidos: Son compuestos químicos que al juntarse forman las que llamamos proteínas.

Anhedonia: Incapacidad para obtener placer de situaciones y estímulos que habitualmente lo producen. La anhedonia afecta profundamente a la calidad de vida de los pacientes. Posee un impacto directo sobre la motivación del ser humano, refuerza la falta de dinamismo, suele agravar un estado de ánimo disminuido, quebranta el optimismo y, en determinados trastornos psiquiátricos, afecta al deseo de vivir o morir.

Anorexia: Falta anormal de ganas de comer, dentro de un cuadro depresivo, por lo general en mujeres adolescentes, y que puede ser muy grave.

Ansiolítico: Que disuelve o calma la ansiedad.

Antidepresivo: Que combate la depresión psíquica.

Apatía: Trastorno de la motivación que consiste en una falta de la misma. Puede manifestarse como un síntoma de numerosos trastornos médicos y neurológicos (por ejemplo, la demencia). También puede constituir un síndrome cuando la falta de motivación es la característica predominante de la presentación clínica.

Asterilla: Falta o pérdida de fuerza.

C

Cefalea: Dolor de cabeza.

Célula: Es la unidad estructural y funcional de todos los seres vivos. El conjunto de varias células que realizan una misma función determina la aparición de tejidos, la unión de los tejidos constituye los órganos, los cuales, a su vez, se agrupan formando aparatos.

Cognición: Conocimiento, comprensión, razonamiento.

Coma: Es una situación muy similar a la del sueño pero en la que la persona no es consciente. Esta situación puede ser debida a unos niveles o muy altos o muy bajos de glucosa.

Comatoso: En coma; inconsciente.

Comorbilidad: Término acuñado por Feinstein (1970) para describir el fenómeno de superposición de trastornos en un mismo paciente. En psiquiatría, la comorbilidad se refiere a la coexistencia, dentro de un período determinado, de dos o más trastornos psíquicos de diferentes etiologías. Por ejemplo, existe una tendencia importante a la coexistencia de drogadicción y esquizofrenia, depresión y trastornos de ansiedad o trastorno límite de la personalidad, y trastorno por estrés postraumático asociado con depresión, ansiedad y trastorno de personalidad múltiple. La comorbilidad suele complicar el tratamiento.

Compulsión: Inclinación, pasión vehemente y contumaz por algo o alguien. Conducta repetitiva, que aparentemente se realiza con un objetivo, según determinadas reglas o de una forma estereotipada (DSM-IV). Sin embargo, dicha conducta suele ser excesiva y no adecuarse al resultado previsto. El acto va acompañado de una sensación de compulsión subjetiva y del deseo de resistirse a la compulsión. En general, el individuo reconoce lo absurdo de su conducta y realizar la actividad no le produce placer, aunque sí le ayuda a aliviar la tensión.

Congénitos, defectos: Problemas o malformaciones que están presentes al nacer.

Corticoide: Cada una de las hormonas esteroídicas producidas por la corteza de las glándulas adrenales, y sus derivados. Pueden sintetizarse artificialmente y tienen aplicaciones terapéuticas, principalmente como antiinflamatorios.

Cortisol: Glucocorticoide fisiológico producido por la corteza suprarrenal.

Crónico: Esto es que lleva un largo período de tiempo. La diabetes es un claro ejemplo de "enfermedad crónica".

D

Demencia: Alteración global de la función cognitiva, habitualmente progresiva que interfiere con las actividades sociales y profesionales normales, incluso a pesar de que el paciente esté completamente consciente. Aunque la demencia se define como una alteración de la memoria, lenguaje y razonamiento, sus aspectos más problemáticos suelen ser los trastornos del comportamiento y los síntomas psiquiátricos secundarios a la lesión cerebral.

Demencia multiinfarto: Forma de demencia relacionada con el infarto cerebral. Su frecuencia aumenta con la edad, especialmente en personas mayores de 85 años. El reconocimiento de que los infartos múltiples pueden no ser el único mecanismo causal de la demencia está haciendo que el concepto de demencia multiinfarto se sustituya por el de demencia vascular.

Depresión: Estado de disminución del estado de ánimo, con frecuencia acompañado por alteraciones del sueño, energía, apetito, concentración, intereses y deseo sexual.

Disforia: Inquietud, malestar; opuesto a la euforia.

Disociación: Desestructuración de la personalidad, propia de la esquizofrenia, cuyos efectos se manifiestan en la afectividad, actividad y procesos intelectuales y reflejan un trastorno de las asociaciones que rigen el pensamiento.

Dopamina: Neurotransmisor derivado de la dopa que actúa en los ganglios basales del cerebro.

E

Egodistónico: Aspectos del pensamiento, impulsos, actitudes y comportamientos que perturban al propio individuo; es opuesto a egosintónico.

Esquizofrenia: Grupo de enfermedades mentales correspondientes a la antigua demencia precoz, que se declaran hacia la pubertad y se caracterizan por una disociación específica de las funciones psíquicas, que conduce, en los casos graves, a una demencia incurable.

Estigma: Lesión orgánica o trastorno funcional que indica enfermedad constitucional y hereditaria.

Enzima: Son sustancias presentes en nuestro organismo, generalmente de origen proteico, que enlentecen o aceleran las reacciones químicas.

F

Fuga de ideas: Flujo continuo y rápido del pensamiento o del lenguaje que representa un síntoma frecuente de la manía. El paciente salta de un aspecto a otro y cada uno de ellos sólo se relaciona superficialmente con el anterior. Cuando la afección es grave, el lenguaje puede ser desorganizado e incoherente.

H

Herencia: Llamamos herencia a lo que nos transmiten nuestros padres. La herencia genética hace referencia a los genes que nos han transmitido nuestros progenitores, que son los que determinan por ejemplo el color de los ojos o del pelo.

Hipnótico: Medicamento que se da para producir el sueño.

I

Idea delirante: Es una creencia infundada, real para el paciente pero totalmente ficticia para el observador, e idiosincrásica, de etiología desconocida y que se mantiene sin una evidencia fundamentada. La presencia de ideas delirantes es una característica constante de numerosos trastornos neurológicos y psiquiátricos. Con frecuencia dominan la vida del paciente y originan acciones inapropiadas e irresponsables.

L

Labilidad emocional: Cambios repentinos del estado de ánimo desde una situación normal a una o más condiciones disfóricas, que con frecuencia consisten en depresión, irritabilidad, ira y ansiedad.

Logorrea: Trastorno de fluidez del habla en el que se ven alterados la velocidad y el ritmo del habla, pero no la inteligibilidad. El paciente realiza pausas alternantes y mantiene un discurso atropellado, produciendo grupos de palabras que no se relacionan con la estructura gramatical de la frase. Su intensidad puede variar de tal manera que llega hasta a producir un habla prácticamente incomprensible en el individuo.

M

Metionina: Aminoácido que forma parte de las proteínas.

Morbilidad: Proporción de personas que enferman en un sitio y tiempo determinado.

Morboso: Que causa enfermedad.

N

Neuropatía: Es una enfermedad del sistema nervioso central. Una muy común es la que afecta a pies y piernas; neuropatía periférica.

Neuropatía autonómica: Es una enfermedad que afecta a los nervios de los órganos internos, como el sistema cardiovascular, los músculos de la vejiga, el tracto digestivo, los órganos genitales, y glándulas sudoríparas (glándulas productoras de sudor). Estos nervios no directos pueden ser controlados voluntariamente por la persona, sino que funcionan automáticamente.

Neurosis: Enfermedad funcional del sistema nervioso caracterizada principalmente por inestabilidad emocional.

Neurótico: Que padece neurosis.

Noradrenalina: Es un neurotransmisor que se sintetiza a partir de la dopamina.

O

Obsesión: Idea, afecto, imagen o deseo que aparecen en forma reiterada y persistente y que el individuo no puede alejar voluntariamente de su conciencia. Tiene un carácter compulsivo y angustiante.

R

Radicales libres: Son moléculas presentes en nuestro organismo que son capaces de reaccionar con otras moléculas, produciendo daño celular. Los radicales libres son responsables del envejecimiento y de la muerte celular.

Riesgo, factores de: Es toda situación que hacen que aumente las posibilidades de que una enfermedad se declare en una persona, comunidad, etc.

S

Serotonina: Es un neurotransmisor que sintetiza a partir del triptófano, aminoácido que se encuentra en la dieta.

BIBLIOGRAFÍA

BICK K., ANADUCCI L., PEPEU G. *The early story of Alzheimer's disease.* New York: Liviana Press, 1987.

CACABELOS R. *Tratado de neurogeriatría.* Enfermedad de Alzheimer y otras demencias. Barcelona: Masson, 1999.

CARBONELL COLLAR A. (Ed.). *Incontinencia urinaria en el anciano.* Madrid: Monografías de Geriatría y Gerontología, 2000 nº 2.

CASABELLA ABRIL B., ESPINÀS BOQUET J. *Demencias.* Barcelona: Sociedad Española de Medicina Familiar y Comunitaria, 1998.

DELACOURTE A., SERGEANT N., CHAMPAIN D. et al. «Noroverlapping but synergetic tau and APP pathologies in sporadic Alzheimer's disease». Neurology, 2002; 59 (3) 398-407.

ELORRIAGA B., ROYO D. (Coord.): *Guía de cuidados enfermeros. Ulceras por presión.* Madrid: Insalud, Subdirección General de Coordinación Administrativa, 1996.

GRUPO DE ESTUDIO DE NEUROLOGÍA DE LA CONDUCTA Y DEMENCIAS. Sociedad Española de Neurología. *Guía de demencias.* Barcelona: Masson, 2002.

GRUPO DE TRABAJO DE REHABILITACIÓN EN GERIATRÍA. SOCIEDAD ESPAÑOLA DE GERIATRÍA Y GERONTOLOGÍA. *Guía práctica para la prevención de accidentes y caídas.* Barcelona: Glosa, 1999.

MAURER K., VOLK S., GERBALDO H. «Auguste D. and Alzheirmer's disease». *Lancet*, 1997; 349:1.546-1.549.

MC VAN B. (Ed.) *Cuidados geriátricos en enfermería.* Barcelona: Doyma, 1985.

MOHILLO W., CALDWELL P. *La enfermedad de Alzheimer. Una guía practica para cuidadores y familiares.*

MUÑOZ D. G., FELDMAN H. «Causes of Alzheimer's Disease». *CMAJ* 200; 162 (1): 65-72

PÉREZ MELERO A. (Coord.). *Enfermería Geriátrica.* Madrid: Síntesis, 1995.

PÉREZ MELERO A. (Dir.). *Guía de cuidados de personas mayores.* Madrid: Síntesis, 1999.

SELMES J., SELMES M. A. *Vivir con la Enfermedad de Alzheimer.* Madrid: Meditor, 1996.

Colección "Médico en casa"

La colección perfecta para solventar todas las dudas que siempre había tenido sobre distintas enfermedades empleando un lenguaje sencillo que huye de tecnicismos para facilitar la comprensión de la terminología por parte del lector.

1.- Alimentación sana
Dr. Pedro Gargantilla Madera
En *Alimentación sana* encontrará todo lo que necesita saber acerca de los alimentos y sus aportes nutritivos, descubriendo lo relacionado con la mitología que envuelve a nuestra alimentación. Se ha tratado de arrojar, en la medida de lo posible, luz a algunos "proscritos" en nuestra dieta para que el lector sepa lo que realmente beneficia a su organismo.

2.- Depresión
Dra. Clara Ochoa Ruiz
La depresión es, sin lugar a dudas, una de las enfermedades más comunes y que afecta a un elevado número de personas hoy en día. En este libro se pretenden solventar algunas dudas con respecto a esta enfermedad, así como presentar unas indicaciones de cómo tratar al enfermo que la padece con el fin de lograr su curación.

3.- Dolor de cabeza
Dr. Miguel López Vizcayno
En este libro el lector encontrará solución a sus dudas acerca de las cefaleas o dolores de cabeza, desde su definición, hasta los distintos tipos que existen dependiendo de sus causas, sin olvidarnos de los tratamientos que se pueden aplicar a los enfermos que padecen dicha dolencia.

4.- El cáncer
Dr. Gregorio Jesús Palacios García-Cervigón

El cáncer es una enfermedad que afecta a un elevado número de personas cada año. Conocer sus variantes, el modo de enfrentarse a la enfermedad, de superarla en muchos casos o de sobrellevarla en otros, es la temática de este libro, que proporcionará sin duda una ayuda inestimable a todo aquél que se enfrente a esta enfermedad.

5.- Embarazo y parto
Dra. Berta María Martín Cabrejas

Embarazo y parto aborda temas tales como la preparación de la mujer antes de su embarazo, las pruebas que se deben realizar a lo largo del mismo, cómo se transforma el cuerpo de la mujer para acoger una nueva vida en su interior, etc. con la finalidad de que el lector descubra más en profundidad esta etapa única en la vida de la mujer.

6.- Úlcera y otras enfermedades del aparato digestivo
Dra. Paloma Merino Amador

En este libro, hemos analizado las diferentes enfermedades que pueden aparecer en cada uno de los órganos del aparato digestivo con el fin de que el paciente que las padece las entienda y sepa las medidas que puede adoptar para mejorarlas y para poder lograr su curación, siempre contando con la supervisión del doctor.

7.- Insomnio
Ana Belén Gargantilla Madera

Este libro tiene como objetivo servir de guía sobre los trastornos del sueño, explicando de manera sencilla el patrón de un sueño normal a cualquier persona interesada en su tiempo de descanso nocturno. El insomnio es el trastorno más común hoy en día, por lo que se merece una especial atención. Descubriremos a través de estas páginas las causas que lo producen y las consecuencias que origina una falta de sueño.

8.- Enfermedades del viajero
Dra. Paloma Merino Amador

En la actualidad, el ser humano se desplaza cada vez más, lo que le ocasiona también estar expuesto a mayor número de enfermedades. En este libro pretendemos acercar al lector todos esos "peligros" a los que puede hacer frente al disfrutar de un viaje, explicando las causas, síntomas y tratamiento.

9.- Las alergias
Dra. Nieves López Barrera

Un alto porcentaje de la población padece o ha padecido en alguna ocasión alergia debido a distintas causas, como por ejemplo, un alimento o una planta, la exposición a un medio determinado, etc. Este libro le acerca más a esta dolencia, a los conceptos clave que le aclararán muchas de sus dudas, y a los distintos tratamientos dependiendo de la variedad a la que se enfrente.

10.- Entienda a su médico
Dr. Benjamín Herreros Ruiz Valdepeñas

Entienda a su médico es una guía para ayudar a comprender a los usuarios de la sanidad las pruebas diagnósticas que se realizan con mayor frecuencia para detectar las enfermedades más comunes. Además de describir el proceso de la prueba, se explicará su preparación y las posibles complicaciones o efectos adversos que pueden provocar.

11.- Anticonceptivos, inseminación e infertilidad
Dra. Berta María Martín Cabrejas

En este libro pretendemos acercar al lector a las dos facetas más importantes de la reproducción: los anticonceptivos como medida para determinar y planificar la misma, y la inseminación, siendo ésta la solución para que las parejas que por uno u otro motivo no puedan tener hijos empleando métodos naturales, alcancen tan ansiado fin.

12.- La demencia
Andrés Pérez Melero

La demencia intenta responder a las cuestiones que con más frecuencia se suscitan en el público general, ofreciendo de manera especial pautas concretas a los familiares y cuidadores para la atención de las personas que sufren algún tipo de estas enfermedades cuando se encuentran todavía en el domicilio familiar.

13.- Enfermedades del corazón
Dr. Gregorio Jesús Palacios García-Cervigón
El corazón, ese músculo que trabaja infatigable desde nuestro nacimiento, se ve afectado por nuestro modo de vida, por nuestra alimentación, etc. Protegerlo, conocerlo, y en caso necesario, cuidarlo tras una enfermedad será más fácil con la información que le presentamos en este libro.

14.- La sangre y sus enfermedades
Dra. Laura de Matías
¿Qué es la sangre? ¿Cómo se forma? ¿A qué se deben las anemias y cuáles son los distintos tipos? A estas y a otras muchas preguntas se dan respuesta en este libro que analiza en profundidad la sangre y sus enfermedades más importantes, además de aclarar las posibles dudas que pueda tener cualquier lector.

15.- Guía de primeros auxilios
Dr. Benjamín Herreros Ruiz Valdepeñas
En la *Guía de primeros auxilios* se exponen de forma amena las principales situaciones que precisan ayuda urgente y la mejor manera de realizar esta ayuda eficazmente, desde la picadura de un insecto al atragantamiento de un niño, todo ello explicado de una manera clara y precisa.

16.- Diabetes mellitus
Dra. Ana Garzarán Teijeiro
La diabetes es una dolencia muy común en nuestros días. Pero a pesar de esto, existe un gran desconocimiento sobre el tema. Con este libro pretendemos solventar las dudas más importantes que pueda tener el lector, desde los distintos tipos de diabetes que existen y su tratamiento, hasta las complicaciones que pueden surgir en la evolución del enfermo de diabetes.

17.- Enfermedades de la piel
Dr. Pedro Gargantilla
La piel es el mayor "órgano" de nuestro cuerpo. En este libro encontrará la respuesta a cualquier duda que se le pueda plantear en rela-

ción con las enfermedades cutáneas más frecuentes, su tratamiento y posibilidades de curación, todo ello explicado empleando una terminología que facilite la comprensión del lector.

18.- El recién nacido
Dra. Mª Salomé Albi Rodríguez

Este libro sobre el recién nacido y los primeros años de vida, pretende aclarar todas aquellas y problemas que van surgiendo en su crecimiento: cómo es el desarrollo normal, por qué aparece una enfermedad, qué síntomas pueden verse, cuando vaya al médico qué pruebas diagnósticas pueden hacerse, qué posible tratamiento hay... En definitiva, ayudarnos a conocer más a nuestros hijos y su salud, para saber la importancia de cada cosa y poder disfrutar de esos primeros años tan importantes.

19.- Enfermedades de los niños
Dra. Mª Salomé Albi Rodríguez

En *Enfermedades de los niños* presentamos las dolencias más importantes que pueden afectar a los más pequeños, desde las relacionadas con su alimentación o de carácter digestivo, pasando por las *respiratorias o neurológicas, sin olvidarnos de las causadas por accidentes de distinta índole, desde un punto de vista informativo para que pueda ayudar a los padres a hacer frente a estas situaciones.

20.- Enfermedades reumatológicas y musculoesqueléticas
Dra. Eva Fernández Alonso

¿Sabía usted que el reuma no es una enfermedad sino muchas? ¿Sabe cuándo debe acudir a un reumatólogo y cuándo a un traumatólogo? ¿El frío causa reuma? Todos nos hemos hecho esta serie de preguntas muchas veces. El objetivo de este libro es intentar darles respuestas de la manera más fácil y comprensible, de forma que al terminar de leerlo usted sepa lo que es el reuma.

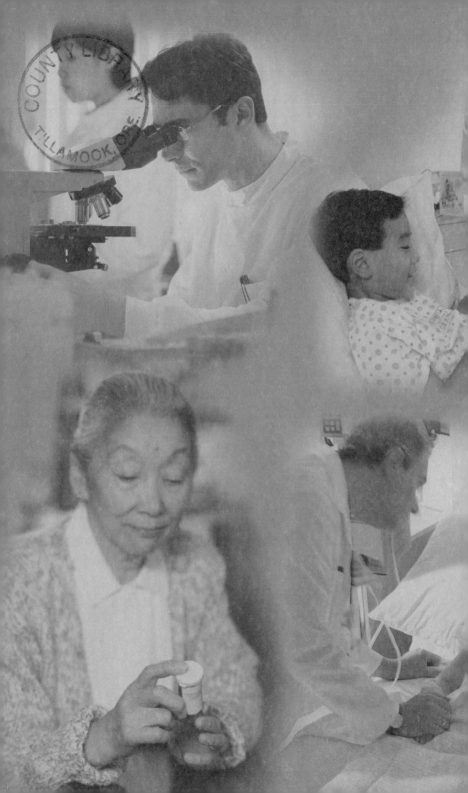